饮用水指南

邹先欣　编著

中国建筑工业出版社

图书在版编目（CIP）数据

饮用水指南/邹先欣编著.—北京：中国建筑工业出版社，2008
 ISBN 978-7-112-09344-1

Ⅰ.饮… Ⅱ.邹… Ⅲ.饮用水—指南 Ⅳ.R123-62

中国版本图书馆CIP数据核字（2008）第009062号

饮 用 水 指 南
邹先欣　编著

*

中国建筑工业出版社出版、发行（北京西郊百万庄）
各地新华书店、建筑书店经销
北京永峥排版公司制版
世界知识印刷厂印刷

*

开本：787×1092毫米　1/32　印张：5⅛　字数：114千字
2008年4月第一版　2008年4月第一次印刷
印数：1—2000册　定价：**12.00**元
ISBN 978-7-112-09344-1
(16008)

版权所有　翻印必究
如有印装质量问题，可寄本社退换
（邮政编码：100037）

本书是一本有关生活饮用水的科普性读物,介绍广大公众所关注的饮用水的基础知识和实用技术,具有科普性、知识性和实用性的特点。

全书共分六章,主要内容包括:第一章饮用水水源;第二章饮用水水质;第三章饮用水选择;第四章科学饮水;第五章科学用水;第六章农村改水——微型自来水。

本书力求跨越专业技术的障碍,通俗易懂,简明实用,可供广大城乡读者阅读和参考。

* * *

责任编辑:赵梦梅
责任设计:董建平
责任校对:安　东　陈晶晶

前　言

　　生活饮用水，与人体健康息息相关。为使广大读者学习和掌握有关饮用水的基础知识，了解饮用水的水质情况及水处理的相关技术，提高对饮用水的安全意识，走出饮水"误区"，正确识别和选择饮用水，树立饮水健康的理念，科学饮水，科学用水，以达到保障人体健康的目的，为此特编写了这本科普性读物。

　　本书共分六章，现分别介绍各章的要点：

　　第一章饮用水水源，主要介绍饮用水水源的基本情况，其中包括水源类型、水源选择、水源取水和水源保护等内容。

　　第二章饮用水水质，介绍国家颁布实施的生活饮用水的水质标准，水质常规处理和饮用水深度处理的相关知识，同时介绍了十二种"水质简易识别法"，目的在于使广大用户参与对饮用水水质检查与监控，形成全民的水质"监控网"。

　　第三章饮用水选择，专门介绍了十九种主要饮用水的基本情况，并进行了简单评价，为广大用户识别和选择饮用水提供一定参考依据。

　　第四章科学饮水，重点介绍科学饮水方法，并对日常生活中十种饮水"误区"进行分析，帮助人们认识饮水"误区"的危害，采取科学态度，实行科学饮水。

　　第五章科学用水，着重介绍普通家庭开展节约用水的途径，介绍适合家庭和公共场所适用的节水器具和设备，介绍普通家庭分类用水、重复用水的简易方法和生活废水的处理途径,使科学用水成为千家万户能实施的用水方式。

第六章农村改水——微型自来水。饮用水的改造是建设新农村的一项重要内容。针对我国农村大部分饮用水是分散水源的特点,在本章中介绍了农村改水的一种简单有效途径——微型自来水,以改善水质,改变世代延续的落后的取水方式,使农村饮用水达到卫生与安全要求,实现家庭用水"自动化"。

由于笔者水平所限,书中内容难免有误,敬请读者批评指正。

目　　录

第一章　饮用水水源 ·· 1
　　§1-1　水源类型 ··· 1
　　§1-2　水源选择 ··· 6
　　§1-3　水源取水 ·· 12
　　§1-4　水源保护 ·· 24

第二章　饮用水水质 ··· 27
　　§2-1　饮用水水质标准 ······································ 27
　　§2-2　水质常规处理 ·· 34
　　§2-3　饮用水深度处理 ······································ 36
　　§2-4　水质监控 ·· 41

第三章　饮用水选择 ··· 46
　　§3-1　饮用水种类、简评与选择 ······························ 46
　　§3-2　水质处理器种类与选择 ································ 56

第四章　科学饮水 ··· 69
　　§4-1　人体需水量 ·· 69
　　§4-2　人体饮水量 ·· 70
　　§4-3　饮水次数 ·· 73
　　§4-4　饮水时间 ·· 75
　　§4-5　饮水水温 ·· 77
　　§4-6　提倡"晨饮" ·· 79
　　§4-7　"主动"喝水 ·· 81

§4-8 走出饮水"误区" ………………………… 81

第五章 科学用水 …………………………………… 86
  §5-1 节约用水 …………………………………… 87
  §5-2 分类用水 …………………………………… 100
  §5-3 重复用水 …………………………………… 103
  §5-4 生活废水处理 ……………………………… 106

第六章 农村改水——微型自来水 ……………… 111
  §6-1 自来水的特性 ……………………………… 111
  §6-2 独家自来水 ………………………………… 114
  §6-3 联户自来水 ………………………………… 125

附录A 生活饮用水水质卫生规范 ………………… 134
附录B 生活饮用水水质处理器卫生安全与功能
    评价规范——一般水质处理器（2001）……… 140
附录C 生活饮用水水质处理器卫生安全与功能
    评价规范——矿化水器（2001）…………… 144
附录D 生活饮用水水质处理器卫生安全与功能
    评价规范——反渗透处理装置（2001）…… 148
附录E 饮用净水水质标准 ………………………… 153

主要参考文献 ……………………………………… 155

第一章 饮用水水源

饮用水是以水源为依托的,饮用水必须有安全可靠的水源。饮用水水源,就是指饮用水的取水源头,即未开发利用前天然状态的原质水。一般淡水水源,最常见的有天然河水、湖泊水、井水、泉水、还包括人工修建的大小水库和山塘等水源。由于天然水源的水质、水量和开发利用条件差别较大,对饮用水的水质和开发利用成本都有直接影响。因此,在开发饮用水水源之前,必须对取水水源进行充分的调查研究和论证,正确选择合适的水源和取水构筑物。

§1-1 水源类型

饮用水的水源,分布很广,也比较分散,水质和水量各不相同,水源的类型是多种多样的,但主要有三大类,即:地表水、地下水和天然降水(雨、雪、冰雹)。各种水源都有各自的特点。

一、地表水

它是由天然降水在地表形成了径流,并汇集成大小河流、湖泊、水库、池塘、水坑等形式的地表水。其主要特征是:水量比较充沛,水质、水量、水位和水温等随季节变化较大,在洪水期水量较大,水位较高,水体较浑,水质较差;而在枯水期,水量较小,水位较低,水体较清,水质较好。地表水一般水质容易受到外界污染，易生长藻类和杂草，水浊度较高，水的硬度较低。详细说明见表1-1。

地表水一览表　　　　　　　　表1-1

序号	水源类别	水质特征	水量特征
1	河流	①水质、泥沙、水量随季节变化明显 ②水浑浊度较高 ③水的硬度较低 ④具有一定纳污能力，但入河污物超过河流承载力时，水质恶化 ⑤水中细菌含量高 ⑥海口河流水质易受潮汐影响	①河流水位在洪水或枯水期变幅较大 ②水量直接受天然降雨量补给影响 ③流速、流量随季节变化大 ④山区河流易涨易退，流速快、洪量历时短
2	湖泊	①水的自净能力强，具有一定的纳污能力 ②水质、水温呈垂直分布规律明显，中上层水质好、水温较高，中层以下水质差，水温较低 ③水质易受渔业、旅游外界污染影响 ④水的浑浊度比河流低 ⑤易生杂草、藻类	①水位在年内变化不大，比较稳定 ②水的流速变化不大 ③水量稳定，年际、年内变化不大
3	水库	①水的自净能力强，具有一定的纳污能力 ②水质、水温呈垂直分布规律明显，(同湖泊) ③山区水库一般水质较清，水质较好 ④水质易受外界污染影响	①蓄水量受大气降水量影响较大，丰枯变化较大 ②水位、蓄水量变化受用户控制 ③蓄水量大小与集水面积和调节性能有关，多年调节水库蓄水量较大，年调节次之，日调节库容较小

续表

序号	水源类别	水 质 特 征	水 量 特 征
4	水塘	①具有一定的沉淀净化功能,但比湖、库较差,纳污能力差 ②易受周边环境污染 ③若无常流水,水质很差,若有常流水(基流),水质较好	①蓄水量较少,若无基流,抗旱能力差 ②若有基流,则具有一定抗旱能力 ③按规定分类,其蓄水量在 10 万 m^3 以内称为"山塘"
5	水坑	①无自净能力,极易受周边污染 ②有地下水渗出时,水质较清 ③无地下水渗出或无入坑常流水,水质浑浊,是无源的"死水"	①容量很小,一般比山塘小 ②若无基流,则没有抗旱能力

二、地下水

它是大气降雨后,通过地面或河流水系渗入地面以下形成的。地面以下的地层,一般有隔水层(即不透水的)和含水层(即透水的)之分,详见地下水示意图(见图 1-1)。地下水的主要特征是:一般水质较清,浑浊度较低,水量、水质和水温较稳定,变化较小,不易受外界污染的影响,悬浮物和细菌含量比地表水较低,但硬度和含盐量较高。其中:浅层地下水,埋藏较浅(<10m),位于地表以下,不透水层之上,便于开采利用,是适合城乡自来水广泛利用的地下水源,但容易受到地表水污染的影响;深层地下水埋藏在不透水层下面;水质较好,但因埋藏较深(>20m),需用深井泵抽水，开发利用成本较高；自流山泉（或自流井泉），是埋藏在不透水层之下的承压地下水，自然流出或涌出地面，因其水源补给较远，水质较好，不易受污染影响，不需专用抽水设备，开发利用成本较低，但开发利用要适度，不能过量开采，否则将使水压降低、水量减少，有些山泉中含有害物质，则需处理或停止使用。详见表1-2。

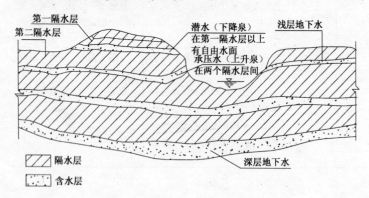

图1-1 地下水示意图

地下水一览表　　　　　表1-2

序号	水源类别	水 质 特 征	水 量 特 征
1	浅层地下水	①水色较清，浑浊度较低 ②水温比地表水较低 ③硬度较高 ④易受地面和周边地下污物的污染影响 ⑤少数地方铁、锰含量超标	①补给水源较近，一般由大气降雨、附近河流渗水或地表其他渗水补给水源 ②储水量取决于地表补给水源的补给量 ③水位易受地表抽水影响，变幅较大

续表

序号	水源类别	水 质 特 征	水 量 特 征
2	深层地下水	①水质透明、无色 ②悬浮物和细菌含量少，一般未超标 ③含盐量和硬度较高 ④水温较低，且变幅小 ⑤少数地方铁、锰、氟化物超标	①补给水源较远，不易受外界影响 ②水量较丰富，来水量稳定 ③水位稳定，变幅小
3	泉水	①水质较好，无色透明，大部分水质指标较好，一般可直接饮用 ②一般含有益人体健康的微量元素 ③有少数水温较高的温矿泉是优质矿泉水	①补给水源较远，不易受外界影响 ②水量变化较大，主要取决于水文地质条件的变化

三、天然降水

它主要包括天然降雨、降雪、降冰雹。其水质主要取决于当地大气污染程度，当大气未受污染时，天然降水的水质较好，一般不含有害物质；反之，则天然降水的水质较差。例如，有些地方因燃煤排放大量含二氧化硫的废气，天然降雨则变成"酸雨"，这种雨水有严重的腐蚀作用，人畜不能饮用，而且还严重危害其他动植物的安全。此外，天然降水的水质还易受收集方法和设备的影响。天然降水水量的多少，取决于大气降雨量和降雪量（冰雹量）的多少；不同地区差异很大。天然降水，是严重干旱缺水地区的唯一水源,也是季节性缺水和水质性缺水地区(水污染地区)的补充水源。

§1-2 水源选择

城乡饮用水的水源选择,主要考虑水源的水质、水量、开发难易程度、综合利用和水源卫生条件等因素。

一、水质

水源的水质是选择水源的首要条件,无论选择何种水源,其水质都应符合国家《生活饮用水水质卫生规范》(卫法监发[2001]161号)的要求。根据饮用水水源分布特点,在同等条件下,应首先选择地下水作为水源,因为地下水一般比地表水的水质较好,受污染的可能性较少,未受污染的地下水一般不需要处理,或处理较简单,且地下水比地表水容易保护。当地下水量不足、或水中有害物质过高使处理成本增加、或水质被污染使水质严重恶化时,则应选择其他水源。

详见表1-3 饮用水源中有害物质的限值。

饮用水源中有害物质的限值　　　　表1-3

项　目	限值/(mg·L^{-1})	项　目	限值/(mg·L^{-1})
乙腈	5.0	水合肼	0.01
丙烯腈	2.0	四乙基铅	0.0001
乙醛	0.05	石油(包括煤油、汽油)	0.3
三氯乙醛	0.01	吡啶	0.2

续表

项　　目	限值/(mg·L^{-1})	项　　目	限值/(mg·L^{-1})
甲醛	0.9	松节油	0.2
丙烯醛	0.1	苦味酸	0.5
二氯甲烷	0.02	丁基黄原酸	0.005
1,2-二氯乙烷	0.03	活性氯	0.01
环氧氯丙烷	0.02	硫化物	0.02
二硫化碳	2.0	黄磷	0.003
苯	0.01	钼	0.07
甲苯	0.7	钴	1.0
二甲苯	0.5	铍	0.002
乙苯	0.3	硼	0.5
氯苯	0.3	锑	0.005
1,2-二氯苯	1.0	镍	0.02
二硝基苯	0.5	钡	0.7
硝基氯苯	0.05	钒	0.05
二硝基氯苯	0.5	钛	0.1
三氯苯	0.02	铊	0.0001
三硝基甲苯	0.5	马拉硫磷（4049）	0.25
四氯苯	0.02	内吸磷（E059）	0.03
六氯苯	0.05	甲基对硫磷（甲基E605）	0.02
异丙苯	0.25	对硫磷（E605）	0.003

续表

项　　目	限值/(mg·L^{-1})	项　　目	限值/(mg·L^{-1})
苯乙烯	0.02	乐果	0.08
苯胺	0.1	林丹	0.002
三乙胺	3.0	百菌清	0.01
己丙酰胺	3.0	甲萘威	0.05
丙烯酰胺	0.0005	溴氰菊酯	0.02
氯乙烯	0.005	叶枯唑	0.5
三氯乙烯	0.07		
四氯乙烯	0.04		
邻苯二甲酸二酯(2-乙基己基)	0.008		
氯丁二烯	0.002		

注：作为生活饮用水水源的水质，应符合下列要求：
1. 只经过加氯消毒即供作生活饮用的水源水，每 100mL 水样中总大肠菌群 MPN 值不应超过 200；经过净化处理及加氯消毒后供生活饮用的水源水，每 100mL 水样中总大肠菌群 MPN 值不应超过 2000。
2. 必须按规定，对水源水进行全部项目的测定和评价。
3. 水源水的感官性状和一般化学指标经净化处理后，应符合饮用水水质卫生规范的规定。
4. 水源水的毒理学指标，必须符合饮用水水质卫生规范的规定。
5. 水源水的放射性指标，必须符合饮用水水质卫生规范的规定。
6. 当水源水中可能含有有害物质时，应由当地卫生行政主管部门会同有关部门确定所需增加的检测项目，凡列入有害物质限值，应符合其相应规定（感官性状和一般化学指标经净化处理后需符合相关规定）。在此列表之外的有害物质限值应由当地卫生行政主管部门另行确定。

二、水量

水量充沛是选择水源的前提条件，水量不仅应满足近期开发利用的需要,还应满足将来用水的需求。一般情况下,在用户较少、用水人数不多的乡镇和小城市,开发利用地下水,水量上是容易满足需要的,但对于用户集中、用水人数较多的大城市及工业区修建自来水厂时,水量有限的地下水小水源,则无法满足用水量的需求,而应另选水量较大的地下水源或地表水源。总之,在不增加开发成本的条件下,应优先开发水质较好、水量充足的水源。

三、开发难易程度

在实际工程中,好的水源不一定好开发。有的水源虽好,但开发条件很困难,往往难以达到目的。例如,有的深层地下水,其水质很好、水量也充沛,但埋藏很深,有的达数百米,在用户有限的情况下,自来水规模不大,很难开发这种投资多、难度大、条件差的深层地下水。再如,在远离城乡的河流下游方向,当距离比较远,而且河水位置很低,为数不多的城乡用户,很难去选择位置低、扬程高、输水距离远的水源。选择水源要因地制宜,不仅要满足水质、水量的要求,而且要选择离用户近、扬程低、输水距离短、开发利用条件好的水源。如果有多种水源可供选择,则应进行方案比较,择优确定水源开发方案,切忌盲目开发成本高、投资大、条件差的水源,否则建成后用户将不堪重负,难以为继。

四、综合利用

应尽量考虑水源的综合利用,充分发挥水资源的利用价值。在我国广大城乡,大小河流水系建有星罗棋布的水利水电工程,这是发展城乡自来水极为有利的条件。这些水利水电工程，大多数是以防洪、灌溉、发电为目的，发挥着巨大的经济效益、社会效益和环境效益。城乡自来水应充分利用已建成的各类水利水电工程的巨大潜力利用蓄水、引水、提水等各类灌溉工程和水电站工程的水源，作为城乡自来水的取水水源，既可解决城乡自来水的水源问题，降低饮用水水源开发成本，又可充分发挥现有水利水电工程的综合效益，提高水资源的综合利用价值，这是饮用水水源选择的重要原则。

五、水源卫生条件

选择水源时，必须考虑水源的卫生条件。选择水源应首先选择水源取水点周围范围内近期或远期无污染源、且卫生条件好的水源方案。应着眼于原水水质的优劣，以便于决定水源卫生的防护，而不应依赖于水质净化处理。条件许可时应将水源卫生条件好作为选择水源方案条件的首位。

根据各类水源的特点进行选择，其原则是：

地下水类：

1. 高地泉水

由于高地泉水，出露位置高，是城乡饮用水最理想的水源，可以利用其位置较高的特点，自压供水，不需要动力设备，取水和储水比较简单；因该水源受外界影响小、污染少，便于保护；在开发利用时，应注意其出水流量的变化；取水口不宜过高，否则会影响出水流量减少。

2. 自流泉水

这是一种承压水，埋藏于不透水层下面，经人工开凿从地下岩层裂隙中涌出地面，具有一定压力，其补给来源较远，水质较好。可以利用其有压的特性，自流引水至用户，而省去抽水加压的设备和动力。对其水质要经过检验，因有些自流泉水含有有害元素，对人体健康不利，一定要经检验和处理，不能盲目开发利用。

3. 浅层地下水

这是城乡开发利用最广泛的一种地下水源，埋藏在地表以下、不透水层以上，一般埋深小于10m。因其埋深较浅，便于开采，适合于分散供水和集中供水。其出水量较大，但水质不如其他地下水，易受外界环境的影响，污染机会较多。

4. 深层地下水

这是埋藏较深的一种地下水，位于地下不透水层下面，埋深在10m以上，甚至深达数十米。它不是承压水，需使用深井泵等设备抽水，其补给水源较远，一般水质较好。但有些深层地下水的水质含有害元素，开发前应经水质检测，经过处理后才能使用。

地表水类：

1. 高位河流或水库

地处位置较高的河流或水库是最好的地表水源，可以利用其地势较高的有利条件，自压或自流供水，以降低供水成本。当该处河流枯水季节水量不足，供水不能满足需求时，则应修建调节水库；当河流上游有水库且地势较高，则应充分利用这一有利条件，实现自压或自流供水，因为它有蓄水调节能力，可以克服枯季水量不足的问题，而满足供水需求。

2. 湖泊

这是地表水中一种较好的水源。但一般湖泊地势较低，需设置抽水泵站，使用动力设备提水输送到水厂，进行处理和配水。此外，湖泊易受人类活动影响，水质极易受环境污染，而且水质不易受到保护，特别是当湖泊有渔业、旅游等活动时，其水源水质很难满足供水要求。

3. 河流

这是城乡广泛使用的一种水源。其取水口的位置，宜选在供水点的上游，输水距离越短越好，输水扬程越低越好。但以河流为水源的水质较差，极易受到来自上游的污染，而且不易控制。同时河水受季节性变化影响较大，枯季来水量较少，一般不能满足需求的供水量，在选择此类水源时应认真考虑枯季的来水量与供水量的平衡。

§1-3 水源取水

当饮用水水源选定后，在水源取水位置需修建取水构筑物，安装取水设备，提取天然原水，并源源不断地输送到水厂，进行水处理。一般有地下水源取水和地表水源取水两大类型。

一、地下水源取水构筑物

取水位置应根据以下原则确定：①地下水水量大、水质好、不受污染、且不受雨水淹没的地段；②尽量靠近用水地点；③位于居民区上游；④施工难度小，造价低；⑤管理维修方便。

1. 地下水源取水构筑物形式及适用条件

地下水源取水构筑物的主要形式有：手压井、大口井、管井、渗渠、引泉池等，详见表1-4。

表 1-4 地下水源取水构筑物一览表

序号	形式	常用深度 (m)	常用尺寸	地下水埋深 (m)	含水层厚度 (m)	出水量 (m^3/d)	适用条件
1	手压井 ① 单管井	6~20	机头内径: 140~150mm 井管内径 40~100mm	埋深浅,一般为5,≤7	一般在 5~20	单井出水量,一般在 1000~10000	适用于:含水层最好为中、粗砂或砾石,不得含漂石;地下水位较高处(距地面 5m 左右)的分散居民用水;独家自来水的开发利用
	手压井 ② 套管井	6~20	机头:同上,吸水管内径 40~50mm,井管内径:75~200mm	埋深浅,一般为5,≤7	一般在 5~20	单井出水量,一般在 1000~10000	适用于:含水层最好为中、粗砂或砾石,不得含漂石;地下水位较高(距地面 5m 左右)处散居民用水;独家自来水的开发利用
2	大口井	6~20	常用井径 1~3m	埋深较浅,一般≤12	一般在 5~12	单井出水量,一般在 500~5000	适用于:任何砂、卵、砾石层,渗透系数较大,农村浅层地下水的开发利用

续表

序号	型式	常用深度 (m)	常用尺寸	地下水埋深 (m)	含水层厚度 (m)	出水量 (m³/d)	适用条件
3	管井	20~200	常用井径150~400mm	一般抽水设备,极限抽水深度以内	一般≥3~5	单井出水量,一般在500~3000	适用于任何砂、卵、砾石层,构造裂隙、岩溶裂隙发深层地下水,适合于开
4	渗渠	2~4	管径为200~800mm,渠道宽0.6~1.0m,长10~50m	埋深浅,一般≤2	厚度较薄,一般为4~6,个别地方仅为2左右	一般为5~15	适用于中砂、粗砂、砾石或卵石层
5	引泉池		无固定形式和尺寸			差别大,一般为30~8000,有的>10000	适用于:裂隙水、岩溶水出露处;上升泉可自流供水,下降泉可在下游修挡水墙,截流涌高,输水

第一章 饮用水水源

2. 地下水源取水构筑物

A. 手压井

主要有单管井和套管井两种形式,其中:单管井由井管、压水机头组成;套管井由井管、吸水管、压水机头组成。这两种形式稍加改造,即可改建为独家的自来水。

单管井构造:详见图1-2(a)

①机头:用镀锌水管或塑料管制成,内径140~150mm;机筒长400mm。

②井管:内径40~50mm,用镀锌水管或塑料管。

套管井构造:详见图1-2(b)

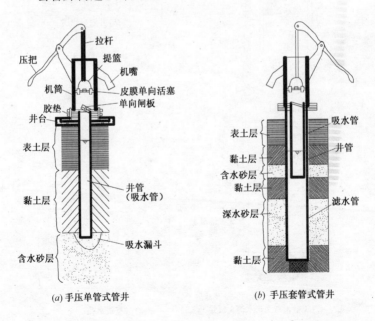

图1-2 手压井构造图

① 机头同单管井。

② 吸水管与井管分开，吸水管内径 40~50mm 材料同上。

③ 井管内径 75~200mm，镀锌水管或塑料管，适用于出水量较大的管井。

B. 大口井

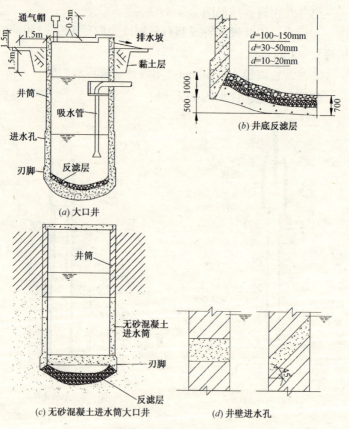

图 1-3 大口井构造图

大口井主要由井筒、井口、井底进水部分组成。详见图 1-3 (a) ~ (d)

①井筒：其作用为加固井壁和隔断水质不良的含水层。井壁厚度：砌砖井下部厚 370mm，上部厚 240 mm；砌石井壁厚 300 ~ 400 mm；钢筋混凝土井壁厚 200 ~ 300 mm。

②井口：露出地面部分一般高出地面 500 mm 左右，以防地面污水流入井内，并在井口周围铺筑宽 1.5 m 以上的散水坡。见图 1-3 (a)。

③进水部分：包括井壁进水孔和井底反滤层，见图 1-3 (b) ~ (d)。在进水孔中一般填滤料 1 ~ 3 层，总厚≤ 250mm。参照表 1-5，井底反滤层一般 2 ~ 4 层，每层厚 200 ~ 300mm，宜做成锅底形。

井底反滤层滤料级配（mm） 表 1-5

含水层类别	第一层		第二层		第三层		第四层	
	滤料粒径	厚度	滤料粒径	厚度	滤料粒径	厚度	滤料粒径	厚度
细砂	1 ~ 2	300	3 ~ 6	300	10 ~ 20	200	60 ~ 80	200
中砂	2 ~ 4	300	10 ~ 20	200	50 ~ 80	200		
粗砂	4 ~ 8	200	20 ~ 30	200	60 ~ 100	200		
极粗砂	8 ~ 15	150	30 ~ 40	200	100 ~ 150	200		
砂砾石	15 ~ 30	200	50 ~ 150	200				

小口井也可做成平底。见图 1-3 (c)。进水部分还可用无砂混凝土整体浇注成井壁筒，见图 1-3 (c)，其结构更简单，施工更方便。（无砂混凝土配比见表 1-6）

无砂混凝土配比　　　　　　　表 1-6

砾石粒径（mm）	水泥等级		
	32.5	42.5	52.5
	砾石:水泥:水		
3~10	4.5:1.0:0.33	5:1:0.33	6:1:0.33
7~15	6:1:0.33	7:1:0.33	8:1:0.33

C. 管井

主要由井室、井管、过滤管、沉淀管等组成。详见图 1-4 (a)、(b)。

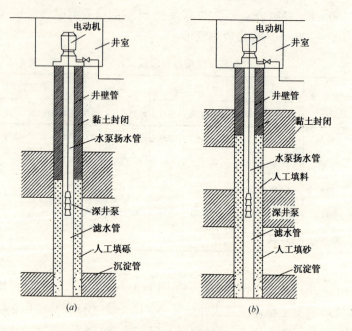

图 1-4　管井构造图

①井室:用以保护井口免受污染,安装抽水设备和进行操作。当地下水位较低时,采用深井泵抽水。

②井管:用以加固井壁,隔离水质不良的含水层,井管可用钢管、铸铁管、镀锌水管、塑料管(PVC管)等。

③滤水管:安装在含水层内,用以滤水,要有良好的滤水性能、一定强度和抗腐蚀性。主要有:1)穿孔滤水管:即在管上开圆孔或条孔,孔眼间距为1~2倍孔径。2)缠丝滤水管:以穿孔滤水管为骨架,管外焊垫筋(直径为6mm),间距40~50mm,缠丝用12~14号镀锌铁丝,或尼龙丝等;适用于中砂、粉砂、砾石、卵石等含水层。3)包网滤水管:与缠丝滤水管相似,滤网用0.2~1.0mm金属丝纺织而成,也可用尼龙网;适用于粉砂、砾石等含水层。4)填砾滤水管:采用人工反滤层,填砾厚度为100~200mm,且应高出含水层以防下沉。5)无砂混凝土滤水管:按表1-6配比,拌制无砂混凝土管;适用于粗砂、砾石和卵石含水层。

④沉淀管:为沉淀进入井水的砂粒和水中的沉淀物,在滤水管下部连接一段沉淀管,长度一般在2 m以上,管径与井管相同。

管井的施工:在深度20m以内的管井,可用开挖法、人工击实法、水冲法凿井,还可用麻花钻、大锅锥等旋转钻凿井,成井后,及时下沉淀管、滤水管和井壁管,填砾石,封井、洗井、抽水试验。

D. 渗渠

渗渠取水是把渗水管道(渠)水平方向埋设在含水层内,集取地下水,一般建在稳定的河床或河漫滩下边,见图

1-5。由于山区小河（溪）和平原季节性河流，在枯水期河床水小或断流，但河床下有潜水不断，故宜采用渗渠取水。渗渠宜建在河床冲积层较厚、不易淤积的游动变迁河段。渗渠主要由水平集水管（渠）、集水井和水泵站组成。①水平集水管（渠）：其作用是收集地下水，并汇流于集水井，常用形式见图1-6；水平集水管应有1%左右的坡度坡向集水井，管外周边做反滤层。②集水井：在水平集水管（渠）终端设立，用砖、块石砌筑成圆形或矩形。井底比集水管

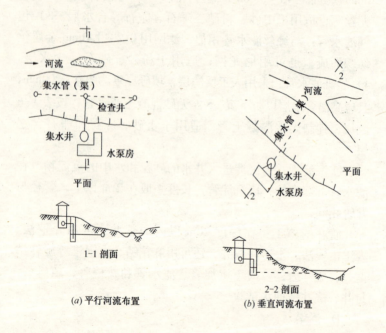

图 1-5 渗渠示意图

第一章 饮用水水源

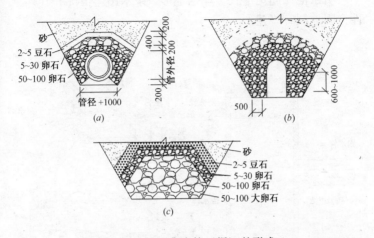

图 1-6 水平集水管（渠）的形式
(a) 管式；(b) 廊道式；(c) 盲沟式

（渠）低 20mm 以上，井内水深 ≥ 1m，井径（或边长）≥ 1m，以便安装水泵吸水管。③检查井：当集水管（渠）长度 > 50 m，或中间有转角时设检查井。井径 ≥ 700 mm，当有洪水淹没时，应设密封井盖，以防泥沙涌入，井一般用砖、石砌筑。④水泵房：根据需要确定。

E. 引泉水池

它是用以引出山泉水的取水建筑物，由引泉池和输水管组成。在山泉水出口处，修建引泉池，常可自流供水。对于上升泉，可将泉口四周清理后，砌筑泉池，详见图 1-7 (a) ~ (c)，再用管道或渠道送至清水池或直供用户。对于下降泉，可在泉口下游修挡水墙，将水截流、涌高，再用管或渠送至泵房或供水点。

引泉池无固定形式，应据地形、泉水出露情况和具体条件，因地制宜修建。

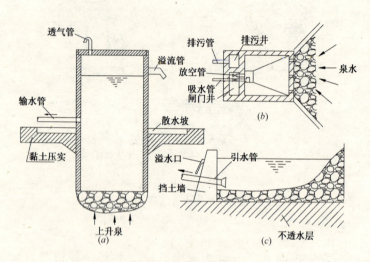

图 1-7　引泉池构造图

二、地表水源取水构筑物

（1）取水位置

取水位置应根据以下要求确定：①河床或岸坡稳定，有足够水深，不淤积、不冲刷、无流沙、无滑坡、枯水期能正常取水。②水质好，应避开污水排放区、死水区和回流区。③靠近主要用水点。④与其他开发利用无矛盾。符合整体规划。⑤北方河流取水，应避免冰凌影响。

（2）地表水源取水建筑物形式及适用条件见表 1-7。

地表水源取水构筑物一览表　　　表1-7

序号	形式	简图	适用条件	主要构筑物
1	自流引水式		河流或坝前水位高于用水点	①引水渠或引水管 ②净水构筑物 ③配水管网
2	岸边式		河流、湖泊、水库、岸边，水位变幅大	①砂滤井 ②连通管 ③集水井 ④吸水管 ⑤水泵 ⑥泵房
3	河床式		河流、水位变幅大	①回流管 ②集水井 ③吸水管 ④水泵 ⑤泵房
4	浮船式		湖泊、水库、或河岸水位变幅大	①吸水管 ②浮船 ③水泵 ④泵房 ⑤输水软管 ⑥岸坡输水管（固定）

续表

序号	形式	简图	适用条件	主要构筑物
5	分层取水式		水库大坝或岸坡水位变幅大	①分层取水口 ②进水塔 ③引水管 ④大坝 ⑤廊道
6	虹吸式		水库（低坝）水深在10m左右，虹吸顶至最低水位垂直高度 H 小于当地真空允许吸上高度	①底阀 ②虹吸管 ③出口闸阀 ④大坝

§1-4 水源保护

为确保饮用水的卫生、安全，应根据我国现行《生活饮用水水质卫生规范》的要求，建立卫生防护地带，对水源进行保护。

一、地表水源的保护

1. 水源取水点周围环境：在其周围半径100m水域以内，禁止一切可能污染水源的活动，不得在该范围内从事渔业、游览、水上运输等作业，并应设立明显保护范围的标志。

2. 河流取水点的上、下游：在河流取水点其上游1000m至下游100m的水域内，禁止排入工业废水和生活污水；河道沿岸，不准堆放废渣和设置有毒化学品仓库或设施，不准设置装卸垃圾、粪便、污染环境物品的码头；沿岸地区不准放牧，农田不得使用废水和生活污水灌溉和持久性剧毒农药。

3. 饮用水专用水库、湖泊：应根据当地情况，将水库、湖泊的周边环境和沿岸，纳入保护范围，参照上述要求，制定保护措施。

4. 饮用水水厂：在厂区范围和设置的泵站、构筑物外围10m范围内，不得设生活居住区、饲养场、厕所等；不得堆放有污染的垃圾、粪便、废渣、排污渠道；应绿化周围环境。

5. 小型分散水源：对小型、分散的饮用水水源保护，应参照上述要求，制定具体的保护措施，明确保护范围。

二、地下水源的保护

1. 取水构筑物：应根据取水构筑物的结构形式、附近的卫生状况和水文地质条件，具体确定其保护范围，制定保护措施。一般要求在其周边10m的范围内，不得设居民生活区、牲畜饲养场、厕所等；不得堆放垃圾、粪便、废渣、铺设排污沟渠等；应绿化、美化环境。

2. 水井：在单井或井群影响半径范围内，不得修建厕所、渗水坑、堆放垃圾、废渣、粪便和铺设排污沟渠；不得使用工业废水和生活污水灌溉；不得使用持久性剧毒农药；不得从事破坏深层土层的活动。当取水层与地表水无补给关系、或水井影响半径内不露出地面时，可视情况设置较小的防护范围。

3. 小型分散水井：应在水井周围 20~30m 范围内，不得设置厕所、渗水坑、粪坑、垃圾堆、废渣堆等污染源；不得在井台上喂牲畜、洗衣物；严禁向井里投脏物、倒脏水等；设置必要的防护设施，如加井盖、设公用提水桶、定期清洗水井；建立必要的卫生检查制度。

以上取水构筑物的保护范围、影响半径，岩溶地区地下水的水源卫生防护，应由供水部门与规划、设计、水文地质、卫生、环境保护等部门共同研究确定。

第二章 饮用水水质

§2-1 饮用水水质标准

世界各国都各自制定了适合本国的饮用水水质标准。世界卫生组织制定的《饮用水水质标准》共分五类154项水质指标,美国制定的《国家一级饮用水规程》指标共分四类79项,欧盟制定的《饮用水水质指令》共分三类53项。详见表2-1"世界几个生活饮用水水质标准指标数目比较"。

世界几个生活饮用水水质标准指标数目比较　　　表2-1

指　　标	世界卫生组织 WHO（1992）	美国 （1994）	欧共体 （1980）	日本 （1993）
1. 细菌学指标	1（1）	5	6	2
2. 无机物（包括感官）	30(18)	20	42	30
3. 有机物				
氯代烷烯	5(4)	6	有机氯化物:1	6
氯代乙烯	5(5)	7		6
芳　烃	6(6)	5	多环芳烃(PAHS):1	3
氯化苯	5(4)	6		1
其他有机物	9(8)	8	总量指标:10	6
4. 农药	36(35)	23	农药总量:1	15

续表

指标	世界卫生组织 WHO(1992)	美国 (1994)	欧共体 (1980)	日本 (1993)
5. 消毒剂及消毒副产品			包括在有机氯化物中	
消毒剂	5(2)	—		1
消毒副产品	23(15)	2		10
6. 放射性	2	6	—	—
共计	133(98)	88	61	80

注：WHO标准中括弧内的数字是规定了浓度准确值的指标数。

我国于1986年，实施的《生活饮用水水质标准》（GB5750—1985），是在1976年原标准的基础上，检验指标由23项增至35项（详见表2-2）。

生活饮用水水质标准 表2-2

项目		标准
感官性状和一般化学指标	色	色度不超过15度，并不得呈现其他异色
	浑浊度	不超过3度，特殊情况不超过5度
	臭和味	不得有异臭、异味
	肉眼可见物	不得含有
	pH	6.5~8.5
	总硬度（以碳酸钙计）	450 mg/L
	铁	0.3 mg/L
	锰	0.1 mg/L
	铜	1.0 mg/L
	锌	1.0 mg/L
	挥发酚类（以苯酚计）	0.002 mg/L

续表

项　　目		标　　准	
感官性状和一般化学指标	阴离子合成洗涤剂	0.3	mg/L
	硫酸盐	250	mg/L
	氯化物	250	mg/L
	溶解性总固体	1000	mg/L
毒理学指标	氟化物	1.0	mg/L
	氰化物	0.05	mg/L
	砷	0.05	mg/L
	硒	0.01	mg/L
	汞	0.001	mg/L
	镉	0.01	mg/L
	铬（六价）	0.05	mg/L
	铅	0.05	mg/L
	银	0.05	mg/L
	硝酸盐（以氮计）	20	mg/L
	氯仿	60	μg/L
	四氯化碳	3	μg/L
	苯并（α）芘	0.01	μg/L
	滴滴涕	1	μg/L
	六六六	5	μg/L
细菌学指标	细菌总数	100	个/ml
	总大肠菌群	3	个/L
	游离余氯	在与水接触30min后应不低于0.3mg/L。集中式给水除出厂水应符合上述要求外，管网末梢水不应低于0.05mg/L	
放射性指标	总α放射性	0.1	Bq/L
	总β放射性	1	Bq/L

于 2001 年，我国正式发布和实施《生活饮用水水质卫生规范》（卫法监发 [2001] 161 号）详见书后附录 A。

城乡自来水不论选择何种水源，其水质都必须符合国家饮用水水质标准的规定。水质标准包括感官性状、一般化学指标、毒理学指标、细菌学指标、放射性指标等五类 35 个指标。

一、感官性状指标

生活饮用水感官性状指标，包括：色、浑浊度、臭和味、肉眼可见物等 4 个指标，指的是人的感觉器官可以直接感受到的指标，要求从感官上对人体无不良反应和刺激，从直观上使人感觉良好。这 4 项指标是对自来水最基本的要求。

二、一般化学性状指标及超标的危害

一般化学性状指标包括：pH 值（酸碱度）、总硬度、铁、锰、铜、锌、挥发酸类、阴离子合成洗涤剂、硫酸盐、氧化物、溶解性总固体等 11 个指标。

这些指标是一般化学物质在水中含量的最低指标，如果超过这些指标的规定，就会对人体造成危害。其中：①pH 值出现偏高或偏低都不利，偏低会造成腐蚀，偏高时则会析出溶解盐类，破坏水的化学稳定性，造成酸、碱及盐类污染，影响氯消毒效果；②总硬度超标时，将引起人和动物消化功能紊乱和呼吸功能障碍，总硬度适中对人的健康有利；③铁、锰超标时，将影响水在日常生活中的使用，水会产生金属臭味，使铁菌繁殖，饮用后会使人慢性中毒；④铜、锌超标时，使水变涩，影响日常水的使用，对人的健康不利；

⑤挥发酸类超标，与加氯消毒时会形成氯酸，出现异味，损害人体细胞原浆，使蛋白质变性、凝固、沉淀、腐蚀，可引起血液循环系统、中枢神经系统、消化系统和皮肤病变；⑥阴离子合成剂超标，水将有异味，对人体有一定危害；⑦硫酸盐、氯化物和溶解性总固体等指标都不得超标，否则将损害人体健康。

三、毒理学指标及超标的危害

毒理学指标，包括：氟化物、氰化物、砷、硒、汞、镉、铬（六价）、铅、银、硝酸盐（以氮计）、氯仿、四氯化碳、苯并（α）芘、滴滴涕、六六六 15 个指标。

这些有害物质，如果超标就会引起急性或慢性中毒。其中：①氟化物超标，会引起牙齿斑釉和骨质硬化，重患者骨骼变形、瘫痪、残废，但含量偏低时又会引起龋齿的危害；②氰化物超标则会引起神经衰弱、头痛、血压低等症状，严重中毒时使人窒息死亡；③砷超标会引起毛细血管、新陈代谢和神经系统病变，严重时引起癌变；④硒超标，使硒在人体内存积，引起肝、肾、骨髓、中枢神经系统病变；⑤汞超标时使汞在人体内蓄存，危害人的神经系统，心脏、肾脏和肠胃道；⑥镉超标，最常发生的是对肾的损伤，慢性镉中毒导致肾皮质镉的积蓄及肾小管功能异常，同时会引起肺脏的损伤；⑦六价铬超标时，会引起肠胃疾病、贫血，会在肝脾内积累引起病变；⑧铅超标，会引起神经和血液系统病变；⑨苯并（α）芘是油脂类污染物，是致癌物质，饮用超标将引起人体癌变；⑩银、氯仿、硝酸盐、六六六、滴滴涕等物质如果超标，将使人中毒，危害人体健康。

四、细菌学指标及超标的危害

细菌学指标,包括:细菌总数,总大肠菌群、游离余氯等3个指标。

这些指标是间接衡量被病原菌污染情况的指标。其中:①细菌总数是反应水体受污染的程度和水处理效果的指标,如果超标,则说明水体污染严重,或说明水处理效率降低;②大肠杆菌群,并非致病菌,但因其数量多,其生存条件与肠道病菌相近,所以用它可以反应其他病原菌存在的数量;③游离余氯在国标中规定一定浓度,可以抑制水中的残存病原菌的再繁殖,并确保水在输送、储存过程中继续起消毒效果,同时还作为再污染的指标信号。

五、放射性指标及超标的危害

放射性指标,包括:总 α 放射性、总 β 放射性等2个指标。这些指标是指放射性物质含量及其放射强度,当其超标时,则造成放射性水污染,长期饮用会引起人体发生病变,例如:引起白血病、再生障碍性贫血、诱发癌症、胚胎畸形或死亡、免疫功能破坏、加速衰老、肠胃功能失调、出血及白内障等急性或慢性病变。

农村生活饮用水水质分级要求　　　　表 2-3

项　目	一　级	二　级	三　级
感官性状和一般化学指标			
色/度	15,并不呈现其他异色	20	30
浑浊度/度	3,特殊情况不超过 5	10	20
肉眼可见物	不得含有	不得含有	不得含有

续表

项 目	一 级	二 级	三 级
pH 值	6.5~8.5	6~9	6~9
总硬度/mg·L^{-1}（以碳酸钙计）	450	550	700.0
铁/mg·L^{-1}	0.3	0.5	1.0
锰/mg·L^{-1}	0.1	0.3	0.5
氯化物/mg·L^{-1}	250	300	450
硫酸盐/mg·L^{-1}	250	300	400
溶解性总固体/mg·L^{-1}	1000	1500	2000
毒理学指标			
氟化物/mg·L^{-1}	1.0	1.2	1.5
砷/mg·L^{-1}	0.05	0.05	0.05
汞/mg·L^{-1}	0.001	0.001	0.001
镉/mg·L^{-1}	0.01	0.01	0.01
铬(六价)/mg·L^{-1}	0.05	0.05	0.05
铅/mg·L^{-1}	0.05	0.05	0.05
硝酸盐/mg·L^{-1}（以氮计）	20	20	20
细菌学指标			
细菌总数/个·mL^{-1}	100	200	500
总大肠菌群/个·L^{-1}	3	11	27
游离余氯/mg·L^{-1}（接触30min后）			
出厂水	不低于0.3	不低于0.3	不低于0.3
末梢水	不低于0.5	不低于0.5	不低于0.5

注：一级为期望值；二级为允许值；三级为缺乏其他可选择水源时的放宽限值，大于三级为不合格。

§2-2 水质常规处理

生活饮用水的水质是否卫生与安全，对人体健康将产生严重影响。为确保人体健康，饮用水的水质必须符合国家规定的卫生和安全标准。

一、水质常规处理的原因

水源的水质一般都需要进行常规处理。常规处理是指对天然水源的原水进行水处理，即使用常规处理工艺对原水进行处理，使其达到卫生和安全水质标准。进行水质常规处理的原因是：

（1）天然水源的水质，一般达不到饮用水的卫生和安全要求。在天然水源中，水质情况比较复杂，这与天然水源的类型和各自的水质情况有关。详见表1-1、表1-2。

（2）人类活动使天然水源遭到不同程度的污染。在我国普遍存在水污染问题，城乡饮用水水源的水质，正在日趋恶化。

二、水质常规处理工艺

正如前述分析的原因，在水源的天然原水中，含有各种悬浮物质、胶体物质等杂质和细菌，所以必须通过水质常规处理，使水质达到生活饮用水水质卫生标准。常用的水处理工艺有：混凝、沉淀、澄清、过滤、消毒，对一些特殊水质问题要采取特殊处理工艺。在实际工程中，应根据饮用水水源的水质和用户对水质的要求，选择合适的水处理工艺，以满足用户的需要。

第二章 饮用水水质

（1）地表水源的水处理工艺

地表水源的水处理，可根据水源水质条件，选用合适的水处理工艺流程，可参考表2-4。

水处理工艺流程选择参考表 表2-4

序号	水源水质条件	净水处理工艺流程
1	原水浑浊度≥100~150mg/L，水质较稳定，无藻类繁殖	原水 → 接触过滤 → 消毒 原水 → 澄清 → 消毒
2	山溪河水，水质清澈，洪水时含大量泥沙	原水 → 混凝沉淀或澄清（洪水时）→ 过滤 → 消毒 原水 → 预处理 → 接触过滤 → 消毒
3	原水浑浊度高	原水→预处理→混凝沉淀或澄清→过滤→消毒

注：1. 接触过滤即不经沉淀直接过滤。

2. 预处理即混凝前靠原水直接进行沉淀，例如利用天然池塘沉淀。

（2）地下水源的水处理工艺

乡镇饮用水以地下水源居多。由于地下水一般水质较好，不需进行水处理，对于未受污染的地下水，例如山泉水、优质深井水，或经化验未受污染的浅层地下水，可以作为饮用水使用。但有些地下水细菌超标，则需经过消毒处理后才能使用，水质处理可参照（1）的内容。

当地下水中含有铁、锰、砷、氟等物质超标时，则必须经过特殊处理后才能使用。

§2-3　饮用水深度处理

在日常生活中，人们对饮用水很少去提出质疑，总以为自来水是"最保险"的饮用水。其实，这正是许多人思想认识上的"盲点"。这主要是对饮用水水质存在的问题不知情，更重要的原因是饮用水水质问题的危害，是一个漫长过程，不易被人觉察，容易使人丧失警惕，若一旦发现某些恶性肿瘤等严重疾病与使用的饮用水有关时，将会感到突然和后悔。这种情况在农村更不容乐观，在农村大部分使用的是分散水源，而且是未经检查和化验的原水，更需要关注饮用水的卫生和安全问题。

饮用水深度处理是指对饮用水在常规处理的基础上，应用深度处理技术再进行处理，使生活饮用水达到国家规定的水质卫生与安全标准。

一、饮用水深度处理的原因

（1）饮用水水源水质恶化

随着人口的不断增长，现代化工农业生产和城市化进程在不断加速，天然水源受到的污染正在日益加重。其中，大部分饮用水水源的水质，比过去的水源情况发生了质的变化。根据我国黄河、长江、海河、辽河、松花江、淮河和珠江七大水系监测表明（2002年），V类和劣V类水质占52.8%，水利部对532条河流的监测表明，受污染的占81.9%。在主要湖泊的水体中，总氮、总磷和氨氮浓度是20世纪80年代的十几倍，导致富营养化问题突出。分布全国各地大多数中小河流同样受到不同程度的污染。大部分城镇饮用水的水源水质，现在普遍比过去水源水质发生了恶化。

(2) 水质常规处理工艺存在一定问题

自来水已在全世界普及应用。应当肯定，自来水对人类文明的发展和进步，起到了积极作用。自来水的常规处理工艺，主要是使用混凝、沉淀、澄清、过滤和氯消毒等处理技术，已经历了一百多年的实践，一直认为自来水是洁净和安全的，适合于人们饮用。但到20世纪70年代，美国科学家首先发现，使用氯消毒的同时，也产生了危害人体健康的有害物质。现已发现自来水中氯消毒副产物已超过百种，氯化过程产生的消毒副产物有氯仿、四氯化碳等有机卤化物，氯化天然水还可生成多种有毒物质。这些消毒副产物具有致癌、致畸、致突变的作用。美国检测结果还表明，自来水中平均氯仿含量比原水中的平均氯仿含量增加125倍。另有资料表明，煮沸烧开后的自来水，其卤化物的毒性更大，烧开20分钟其毒性还会成倍、甚至几倍的增加。这些问题的产生，与饮用水源中的有机污染物密切相关。由于现在的饮用水源中的有机污染物，比过去有显著增加，严重影响常规处理工艺的处理效果，一般它只能去除约20%的有机物，特别是对水中溶解状的有机物，常规处理工艺效果甚微。此外，在饮用水源中，氨氮等质量浓度比过去显著增加，势必要投入大量氯使氨氮分解，使其获得更多的自由性余氯，但随之产生的消毒副产物更加严重，增加了其潜在的威胁。

(3) 供水二次污染和输水管网污染

饮用水的二次污染，是指由自来水厂通过管道，进入城镇多层或高层建筑的二次供水设施，它包括高、低位水箱（或蓄水池）加压泵、输水管道等设备，向多层或高层建筑用户供水。在二次供水过程中,由于管理不善、存水时间过长或输水过程中遭受污染,使水质恶化,危及人体健康。饮用水的二次污染情况普遍存在。

(4)农村饮用水水源的水质差

在广大农村,使用分散水源居多,水源水质情况比较复杂,其中除未受到污染的部分地下水水质较好外,以地表水(江河湖库)为饮用水源的水质很差,有的则污染比较严重。

二、饮用水深度处理技术

由于水质常规处理工艺的局限性,对饮用水源的污染问题不能彻底解决,无法确保饮用水的水质安全。如果仅采取改变取水点的消极方法,亦解决不了水源污染带来的危害;如果对自来水厂进行全面改造,势必造成浪费,因为自来水不仅仅是解决人们饮用水的问题,还要满足社会各种用水需求;如果进行大规模的管网改造,既不经济,也不现实。在这种情况下,又无其他替代水源时,为使生活饮用水的水质符合国家规定的标准,应在常规处理工艺的基础上,对自来水等供水水质进行深度处理。使用较广泛的处理技术有以下几种:活性炭技术、膜处理技术、臭氧消毒技术、生物活性炭技术等。

(1)活性炭技术

活性炭是采用含碳原料制成的具有较大吸附能力的多孔物质进行处理,处理效果稳定,可以再生重复利用,出水水质好,成本低。主要用于:生活饮用水深度处理、生活饮用水预处理、优质直饮水纯净水生产、家用净水器等领域。

(2)膜处理技术

膜处理技术，始于20世纪60年代，经历了几十年的发展，已成为目前最有发展潜力的水处理新技术。膜处理技术，已摆脱了传统的化学处理方法，进入到物理固液处理领域。它是以一定压力为动力，利用多孔的膜，使水与水中颗粒物质筛除分离的膜滤技术，膜的孔径可分为微滤、超滤、纳滤和反渗透等。膜的主要材料有：乙酸纤维膜、芳香族聚酰胺膜、聚砜膜、聚丙稀膜、无机陶瓷膜等。

①微滤膜技术：亦称微孔滤膜，孔径在零点几微米至几微米（μm），微滤膜技术已得到广泛应用，从家用净水器、净水厂到尖端空间工业等，正在应用这一技术。

②超滤膜技术：超滤是介于微滤与纳滤之间的一种膜分离技术，膜孔径在$0.05\mu m$（接近微米）~1nm（接近纳米）。在饮用水处理中，大多用于家用净水器，一般设有中空纤维超滤膜，以截留水中的杂质和细菌等。

③反渗透膜技术：反渗透膜的孔径在2~3nm以下（纳米），这种膜只有水分子能通过，其他所有杂质颗粒（包括离子）都不能通过，其分离得到的水即纯水。该技术主要用于海水淡化、苦咸水脱盐、工业纯水、大型锅炉补给水等制备，现已进入家庭饮用纯净水、优质直饮水等领域。该技术的操作压力较高，必须高于所处理水的渗透压力。

④纳滤膜技术：纳滤也是以压差作为动力的膜分离技术，是一个不可逆的过程。其孔径比反渗透膜略大些，它用于软化水，还可以去除其中的浊度、色度和有机物，去除"三致"物质、消毒副产物等，确保饮用水的生物稳定性。

(3) 臭氧氧化技术

臭氧具有广谱杀灭微生物的作用，最早它用于水处理消毒。因是强氧化剂，它可以分解多种有机物、除色、除臭等。但由于臭氧投加量有限，在水处理中，它一般不单独使用。它可去除悬浮固体、杀灭水中的各种细菌；同时臭氧氧化，还可将多种难于或不可生物降解的有机物，转化为可生物降解类。

（4）生物活性炭技术

生物活性炭，是指在活性炭的催化分解作用下，炭床保持好氧状态，对水中有机物进行分解，使其变为可生物降解。该技术已在欧洲广泛应用，在我国一些自来水厂正在使用该处理工艺。

三、饮用水深度处理设备

最早为了军事目的，曾使用"水质处理器"解决战争时期用水水质处理。水质处理器就是指饮用水水质处理装置，或称为水质处理设备。后来，因美国发现饮用水中含有害的消毒副产物，于80年代初，美国家庭开始使用水质处理器，我国最早在上海，因自来水水质差，也于80年代初开始使用水质净水器，此后，水质处理器发展很快。近几年来，已在全国普及应用各类水质处理器。（详见第三章）

（1）家用水质处理器

家用水质处理器，一般是指用于家庭的水质处理器（或饮水终端），主要是以膜技术为主导组成水质净化处理器，或与其他技术组合构成净化水处理器。其中，一、使用中空纤维超滤膜技术，可以去除水中二次污染的细菌、病毒、铁锈、藻类、胶体等有害物质，还可以保留水中有益元素；二、使用反渗透技术，组成深度净化系统，使设备小型化，适合于家庭使用。其水处理工艺，效果和适用条件见表3-2。

家用水质处理器,主要有四类,详见表3-2。

(2)大型水质处理器:是指用于单位或团体的水质处理器,一般体积较大,不宜搬动。凡符合以下条件之一者,即为大型水质处理器:1)高度:>164cm;2)长度或宽度:>200cm;3)质量:>100kg;4)净水流量:≥5L/min,出水质量≥50kg;5)反渗透或纳滤工艺净水流量≥3L/min,出水质量>50kg。其水处理工艺、效果及适用条件见表3-3。

(3)管道分质供水处理

管道分质供水,指的是对自来水或其他供水进行深度处理,使其水质达到可以直接饮用的标准,用单独管网向用户供水。换言之,就是将水质可以直接饮用的供水管道,向用户专供卫生安全的纯净水,而原有的市政自来水管网,向用户供清洁、冲洗、洗澡、洗衣等生活用水,二者各行其道。其好处是,既确保了用户饮用水的卫生安全,又避免了"高质低用"的浪费,具有巨大的社会效益和经济效益。管道分质供水,在我国还缺乏成熟的经验,还存在管理、标准、检验和工艺等诸多问题,有待进一步改进、完善和发展。

管道分质供水的水质要求,应符合《生活饮用水水质卫生规范》中所列的限值。

§2-4 水质监控

生活饮用水的水质检查,专业性很强,必须经过环保或防疫等部门,对水质的各项指标进行化验,才能得出准确的检查结果。

饮用水涉及到千家万户，关系到数以亿计人的健康，仅靠专业部门和卫生主管部门对水质进行检查是远远不够的，无法全面完成对水质的监控任务。那么，用什么方法才能对饮用水水质进行有效监控呢？唯一的办法是：依靠城乡亿万群众集体的力量，积极参与和配合专业部门，对饮用水水质进行检查监控，形成全民性的"水质监控网"，才是最有效的安全保障。那么，群众怎样参与对水质的检查监控呢？在这里推荐一种行之有效的方法，即：使用"水质简易识别法"，浅显易懂，家家户户都能参加，人人都能掌握使用。"水质简易识别法，"是通过眼看、鼻闻、口尝等方法，对生活饮用水随时都可以检查、监控水质的变化，只需要判断水质是"正常"，还是"不正常"两种状态即可，如果水质"不正常"，就要及时请专业部门进行检查、化验，得出准确结果，及时采取措施进行水质处理。"水质简易识别法"，是初步定性的检查，虽不能得出定量的结果，但如果没有初始的检查，则容易忽视水质的细微变化，继而使水质恶化造成严重后果。群众参与水质识别、检查，可以及时发现水质问题，可以及时对水质进行化验，及时采取处理措施，避免发生中毒事件，可以有效地保护居民的身体健康。现介绍以下十二种"水质简易识别法"：

（1）看水色。就是看看饮用水的颜色，有什么不正常。从直观上看，通常水是无色的，通过眼睛直观感觉良好，说明水的"色度"是正常的。如果眼睛直观，发现饮用水的颜色怪怪的，虽说不准是什么色，但说明水是有"色"的，则饮用水属于"不正常"状态，可能水质不好，要引起警惕，要进一步搞清楚水"色"的原因，此时应及时请专业部门检查、化验水质。

（2）看水的透明度。观察饮用水是否清澈透明，如果水是清亮透明的，则水的"浑浊度"指标未超标，说明饮用水是正常的。如果直观上看是"浑水"，说明水的"浑浊度"可能超标，则饮用水属于不正常状态。

（3）看水中悬浮物。如果肉眼看得见水中有悬浮物等杂质，则水的"悬浮物"指标，不符合饮用水水质标准。如果肉眼直观，未发现水中有悬浮物，说明饮用水是正常的。

（4）观察盛水容器颜色变化。一般盛水容器内侧为白色（或透明），长期与水接触，若水质透明无色，水中也无悬浮物，盛水容器内侧白色保持时间很长不变，说明水质是正常的；若盛水容器内侧白色在很短时间内（一周左右）变黄，说明水质不正常，饮用水已被污染，应报告主管部门进行处理。

（5）水有臭味。如果闻到水中有难闻的臭味，说明饮用水不正常。初步判断其原因是水中的有机物分解所产生的臭气。例如有机物腐败分解出臭鸡蛋味，就是其分解生成的硫化氢。无论水中是何臭味，说明水体已被污染，属于不正常状态。正常的饮用水是没臭味的。

（6）水有腥味。闻到水中有腥味，说明水处于不正常状态。产生腥味的原因是水中含有大量藻类和原生物类所引起的怪味，如果含有铁、锰、铜、锌等金属污染的水体，还会产生金属腥臭味，说明该水体中这些物质可能超过饮用水的水质标准。正常的饮用水不存在这些腥臭味。

（7）水有药味。闻到水中有药味，说明饮用水也是不正常的。一般在自来水处理中，水里含有漂白粉或液氯在消毒时产生氯仿，或含有酸和碘仿所引起的异味，说明水体中"游离余氯"和酸类等，有可能超过国家饮用水水质标准。

（8）水有酸味。鼻子闻到水有酸的气味，用口尝尝，如果水有酸味，说明饮用水不正常。其原因是水中含矾盐物质引起的怪味，或水源水体因大气被污染降"酸雨"，或某些化学物质污染了水体引起的怪味，说明饮用水水质不符合国家饮用水水质标准，对此要引起警惕，查清原因，及时采取处理措施。

（9）水有甜味。口感水甜，不一定是好事，不过也无大碍，但是属于不正常水质。其原因是水中含有有机物质，如果有机物质含量过多，甚至超标，则使饮用水水质被污染。

（10）水有苦味。口感水苦，使人产生厌恶感，说明水质不正常。其原因是水中含有氯化镁、硫酸镁等物质所引起的，人的味觉已感到苦味，说明水中这些氯化物、硫酸盐类的含量可能已超标，应及时采取处理措施。

（11）水有涩味。口感水涩，说明水质不正常。主要是水中含有铁盐、硫酸钙等物质引起的怪味，如果水中含有过量的铁、锰、铜、锌等金属和硫酸盐类，说明水质可能已被污染，要采取相应的处理措施。

（12）水有咸味。口感水咸，水质也是属于不正常的。其主要原因是水中含有氯化钠所引起的，即水中溶解有盐类，其含量已超过饮用水水质标准，虽无大碍，但仍属于不合格的水质。

上述十二种简易识别水质的方法，是凭人的感觉器官对水质进行检查的，对水质形成一种感性认识，粗略地判断饮用水是否正常。但仅凭这些是不够的，应在此基础上请环保、防疫或自来水专业部门，进一步进行水质化验，获得有关水质的各项指标，才能正确评价水质是否合格，以此作为处理或改善水质的依据。总之，对水质进行随时检查、监控，采取群众监督和专业部门监控相结合，是针对我国国情的一种行之有效的方法。

第三章 饮用水选择

饮用水是人们每天生活的必需品，谁都离不开水。专家指出，有80%的疾病与饮用水有关。事关人体健康与安全，人们应密切关注饮用水的水质好坏，切勿掉以轻心。

在我国，饮用水的情况较复杂，水质相差悬殊，有好水、有劣质水、有严重污染的水。特别在广大农村，现在还有数以亿计的人在饮用不卫生、不安全的水。在城市，虽已普遍使用了自来水，但水质问题仍不容乐观。随着人们生活水平的改善、保健意识的提高，人们需求卫生、安全的饮用水的欲望越来越强，因而大大促进了"水市场"的发展与繁荣，市场上各种各样的桶装水、瓶装水和饮品等名目繁多，选用时应特别慎重，为此现介绍饮用水种类、简评与选用原则。

§3-1 饮用水种类、简评与选择

为了身体健康，人们需要认真了解饮用水，正确识别饮用水，慎重选择饮用水。因此，现就有关饮用水的种类、简评和选择作以下简介，供广大城乡朋友作参考。

饮用水种类很多，不仅包括城镇已普遍使用的自来水，也包括广大农村还在饮用未经水处理的天然原水，包括市场上各种商品水和各种水处理器制作的饮用水，主要有以下十九种。

一、天然原水

天然原水是指地下水、地表水和天然降水（雨雪水）。天然原水的主要特征已在第一章"饮用水水源"作了介绍。天然原水是未经常规处理的水。直接以天然原水为饮用水的，大部分是在广大农村地区，主要是饮用井水、河水、湖库水、山塘水等，有些饮用水水质较好，如手压井水、大口井水，机井水等，若未受污染，一般未经水处理也可以作为饮用水源。但有很多河水、湖泊水、水库水、山塘水则不同程度遭到污染，有的严重污染，不能直接饮用，应进行水质处理合格后才能饮用。

二、自来水

自来水是天然原水经过常规净化处理的水，即经混凝→沉淀→砂滤→氯消毒→供水，其各项指标均符合国标规定的卫生和安全要求。在第二章第 3 节"饮用水深度处理"已作了介绍，由于水源水质恶化、水质常规处理工艺的局限性、供水二次污染和输水管网污染等原因，使自来水的水质存在诸多问题，特别是自来水使用氯消毒产生的消毒副产物，具有"三致"作用（致癌、致畸、致突变）对人体健康造成危害。世界 WHO 组织提议，在近几年内各国要取消用氯来消毒水，对此，已引起各国重视。只有适当降低自来水的硬度，改进工艺、设备，不用氯而改用其他对人体无害的消毒剂，才能解决上述问题。但由于我国人口众多，自来水工艺、设备比较落后，输水管网和建筑物的储水箱（蓄水池）管理维修差，使自来水易遭二次污染，然而要进行大规模的改造、改用其他消毒剂，并非易事，还会有个漫长过

程。为此,可采用管道分质供水或使用水质处理器,以改善水质,详见§3-2节

三、净水

净水是指自来水或其他原水经过净化处理后获得的饮用水,符合国标规定的卫生安全标准。其主要采用活性炭滤芯和活性炭组合滤芯等处理工艺,通过过滤去除主要的有害物质,而保留对人体有益的矿物质和微量元素。其滤芯需定期按规定清洗和更换,以防滤芯积累有害物质而污染饮用水。此外,市场上有瓶装净水产品,但用户要慎重选择,谨防以自来水假冒净水的假冒伪劣产品,应使用熟悉、可靠的瓶装净水。

四、蒸馏水(纯净水)

蒸馏水是指将自来水或其他原水煮沸,变成热蒸汽再冷却而获得的蒸馏水。其优点是:高温杀菌效果好,可去除重金属、悬浮物等。其缺点是①在蒸馏过程中,通过煮沸高温(100℃左右),虽可以杀灭一般细菌和病毒,去除了水中的一些杂质(包括各种离子),但许多对人体有益的矿物质和微量元素也被去除了。②有些低沸点的有害物质(如四氯化碳,沸点70℃)则进入了蒸馏水中。③水质偏酸性,对人体健康不利。④制作时能耗高,费时长。⑤蒸馏水由于去掉了人体需要的钙、镁、铜、锌、铬、硒等矿物质和微量元素,从而使水失去了活力,长期饮用这样的水,会降低人的免疫功能。据有关资料介绍,英国人喝蒸馏水几十年,全民身体素质下降,后来英国规定不许喝蒸馏水。欧洲也规定不许喝纯净水。

在我国市场上,瓶装或桶装蒸馏水比比皆是。在此建

议：消费者对蒸馏水可以用于"应急"，但不宜长期使用，特别是婴儿或小孩，更不宜常饮。

五、纯水

纯水是指使用反渗透技术，对自来水或其他原水进行深度处理，口感好，可生饮；去除了水中有害物质；同时水中有益于人体健康的矿物质和微量元素也被去除了（含各种离子）；pH值也降低为弱酸性，对人体健康不利。纯水和蒸馏水一样，可以用于"应急"，但不宜长期饮用，特别是婴儿、小孩，常饮不利。

六、天然矿泉水

天然矿泉水，是指从地下岩层的裂隙或岩溶洞穴出露于地面的泉水或井水，由于地层的地质情况千变万化，流经不同地层的地下水的水质也是千差万别的。其中，有些地下水属于优质矿泉水，含有对人体有益的矿物质和微量元素，其种类较多，而含量适中，以钙高钠低的水为最佳。有些地下水中铁、锰、氟含量则较高，硬度偏高，有些浅层地下水还受到地面污染，因此这些地下水必须经过常规处理或特殊处理后，达到国标规定的卫生、安全要求，才能饮用。对地下井泉的水，切忌盲目饮用，应通过专业部门检验或处理合格后，才能作为饮用水。

七、人工矿泉水（矿物质水）

人工矿泉水，是指在净水器内采用活性炭、渗银活性炭或陶瓷滤芯等措施，对自来水或其他原水进行净化处理，并通过加装的麦饭石、珊瑚砂、硅砂或稀有矿砂，以增加人体必需的各种微量元素，释出矿物质，制造人造矿化水。

这类产品的瓶装水,在市场是随处可见。但很多产品未见相关的试验数据,也未见权威部门认证,消费者要慎用。

八、磁化水

磁化水,是指利用磁场的磁力线,对水进行磁化处理,借以改变水分子的极性排列,从而达到改变水的一些理化特性,加速水中一些化学反应,加快溶解物在水中的结晶速度,从而析出大絮状沉积物。磁化处理在蒸汽锅炉上应用较多,使用磁化处理,可以有效地避免炉壁生成水垢,既可保护炉壁的热传递效果,又可以消除炉壁结垢引起爆炸的危险,还可以节能。

磁化水,可以有效地去除钙、镁等离子,从而降低水的硬度。

磁化处理适用于硬度偏高的水,以便降低其硬度,使其达到适中的硬度,对人体的健康是有益的,但切忌盲目饮用磁化水,如果水的硬度本来是适中的,或水的硬度偏低,若使用磁化处理则会降低其硬度,对人体健康则有害。

九、软化水

软化水,是指使用离子交换、纳滤、电渗析和软化药剂等软化方式,将水中含的钙、镁离子替换出去,借以降低水的硬度而获得的软化水,一般应用于工业给水较多。

近年来,市场上也出现有家用软水器,主要用于降低硬度较高的自来水或其他原水,以利于人体健康,减少水垢的危害和降低洗涤剂的用量。对于水的硬度偏高的地区,建议选用合适的软水器,可以根据表3-2、表3-3。对于水的硬度适中或硬度偏低的地区,不宜使用软化水,切忌盲目性。

十、富氧水

富氧水，是经人工补充氧的饮用水，使其含氧量高于自来水或其他原水。据有关资料介绍，富氧水能增强人体细胞的新陈代谢，改善机体供氧、改善黏膜缺血、缺氧、增强呼吸功能，及时排出人体废物，使心血管发病率降低，有利于人体防治疾病。

氧在水中的溶解是有一定限度的，而不是越多越好。许多水处理器没有充氧的功能，只有少数水处理器能适量地提高饮用水的含氧量，例如频谱水含氧量高于普通自来水约5%（恰到好处），对人体健康有利。建议消费者选购，一定要先识别真假，不能盲目相信广告。

十一、含银水

含银水，是指利用载银活性炭或银质器皿对水具有杀菌消毒作用，将自来水或其他原水进行深度处理，借以去除水中异味、余氯和氯化有机物，并可抑制活性炭上的细菌繁殖。但含银水灭菌的机理尚在研究之中，目前未见相关报导。

十二、水窖水

水窖水，是指通过屋顶或地面收集的天然降水（雨、雪、冰雹），经汇集沉淀和简单的净化处理后，储存于地面以下的水窖里，以备缺水时使用。

水窖最早出现在西北和西南干旱地区，而现在因各种原因引起的缺水，范围很广，水窖得到广泛应用。经实际使用表明，水窖水质是安全可靠的，比江河湖等地面水源的水质稳定，因其影响范围小，水质成分不复杂，一般不存在化学物质和毒理学有害物质；因其埋于地下，水温较低，有利于

表 3-1 水消毒处理方法

项目		氯化消毒(使用液氯)	臭氧消毒	紫外线消毒	加热消毒	溴和碘消毒	金属离子消毒(银、铜等)
接触时间 (min)		10~30	5~10	最小	15~20	10~30	120
有效性	细菌	有效	有效	有效	有效	有效	有效
	病毒	有一定效果	有效	有一定效果	有效	有一定效果	无效
	孢子	无效	有效	无效	无效	无效	无效
优点		费用低，能长时间保持余游离氯，有持续杀菌消毒效果	能消灭病毒和孢子，还能加速地去除色、味、臭，氧化物无毒	不需要化学药剂，消毒快	不需要设备	对眼的刺激性较小，其余与氯相似	具有持久性的灭菌效果
缺点		对某些孢子和病毒无效；氧化物有异臭、异味，如三卤代甲烷等有毒甚至有毒	费用大；消毒作用短暂，不能保持有效消毒的剩余量	费用大，消毒作用短暂，对去除浊度的预处理要求高	消毒作用缓慢、费用大	比氯消毒作用缓慢，费用略高	消毒作用缓慢，费用大，效果易受胶等污染物的影响
备注		目前最通用的消毒方法	欧洲国家广泛使用	实验室有小规模的工业用水使用	家庭用	游泳池有时使用	

抑制细菌繁殖，一般细菌总数含量符合国标规定要求；水窖水质比较稳定，收集的雨雪水形成径流的流程很短，影响因素少；水窖水质一般不存在特殊水质问题，不存在含镁、锰、氟等特殊物质，水质成分比较单一，即使水质有些问题，处理比较简单，处理成本较低。

由于集水时不可避免地会携带一些泥沙和杂物，甚至会有少量的地面有机物污染水体，因此对水窖水应进行必要的沉淀、过滤和消毒。常规处理时，因采用氯化消毒会产生氯化副产物，危害人体健康，建议改用其他消毒方法，详见表3-1。

十三、雪水（冰雹融化水）

雪水或冰雹融化水，一般是没有受到污染的干净水。不仅如此，冰雪或冰雹融化水，活性很强，比普通水的生理功能好，这是因为这些水中的重水（由氘和氚组成）含量，比普通水少得多，所以其活性和生理功能要强得多。在民间，利用雪水储存在密封容器里泡菜，几十年不变质、不变味、不生花，泡菜味道鲜美，老百姓还利用储存多年泡菜雪水治疗肠胃疾病，效果很好。在民间，还有利用腊月的雪水瓶装或罐装密封放置于阴凉处，数十年不会变质，用于浸五谷种子，则作物耐旱不生虫，浸泡过的果实不蛀虫，还能防止病虫病。其机理不清楚，还有待研究。

十四、除铁水

除铁水，是指原水中含铁量较高，使用曝气装置、除铁滤池等工艺，将二价铁氧化为三价铁，并使之析出，然后经过沉淀、过滤予以去除而获得合格的饮用水。它适合于含二价铁离子较高的地下水除铁水处理。

当处理水量较大，含铁量较高、或要求充分曝气，以驱散 CO_2，以期大幅度提高 pH 值时，应设置较大型的曝气装置，有喷淋式、叶轮式表面曝气装置等，以降低含铁量。

十五、除铁锰水

当原水中，铁锰共存的处理工艺，可采用接触氧化和自然氧化方法，详见有关专业介绍资料（本处从略）。可参照（十四）选用水质处理器。

十六、除氟水

氟是人体维持正常生理活动不可缺少的微量元素之一，过多或不足都会影响人体健康。我国生活饮用水卫生标准规定氟化物限值为 1mg/L。若长期饮用含氟量高于 1mg/L 的水，则可患氟齿病；而人体长期饮用含氟量高于 5mg/L 的水，则可患氟骨症，严重时会终生残疾，丧失工作能力。我国有 29 个省、市、自治区存在地方性氟中毒问题。改用低氟水源是防治饮水氟中毒的根本措施，但在高氟水地区无低氟水源可用，所以需对饮用水采用除氟技术，主要的工艺有活性氧化铝吸附过滤、骨炭吸附过滤、铝盐混凝沉淀、电絮凝、电渗析和反渗透等。

在广大城乡饮用高氟水地区，应因地制宜，依靠专业部门指导，选用合适的除氟技术，对饮用水源进行除氟处理，或参照表3-3选择除氟水处理器，以便获得合格的除氟饮用水。

十七、除砷水

除砷水，是使用活性氧化铝、改性骨炭、铁盐混凝沉淀等工艺，对自来水或其他原水进行除砷处理，以降低水中砷的含量，使其达到国标规定的合格的饮用水要求。因其专业性较强,应依靠专业部门指导,选择合适的除砷处理工艺。

十八、除藻水

有些水源容易繁殖藻类,例如流动性差的湖泊,或水深度较浅、易受日照影响的水体和在富营养条件下的水中,藻类容易大量繁殖,尤其是在夏秋时节水温较高,水体中含藻量较高,其主要危害是产生恶臭、便水质变坏,堵塞滤池,影响水质净化处理。为此,对这类水源应考虑除藻。其方法是:①使用微滤机除藻,它是一种截流细小悬浮物的筛网过滤装置,滤网孔眼在 20~40μm,去除藻类效率在 40%~70%,去除浮游生物的效率 97%~100%,其主要用于处理低浊、高藻含量的湖泊水源。②气浮法除藻,即在水中投入混凝剂,反应生成絮凝体,再用气浮法把絮体浮升到水面去除之,此法比沉淀法要快。③加药灭藻法,即在水中定期投加硫酸铜 2~3 mg/L 杀灭藻类,控制其繁殖。但不宜在有鱼的水中使用(对鱼有毒害)。

十九、电解离子水

电解离子水,是卫生、安全、健康的优质水,是广大用户青睐的一种优质饮用水,它是将自来水或其他原水进行多级过滤,去除水中的杂质,再经过"电解离子水生成器"使水被电解后,水中矿物质被离子化,钙、镁等矿物质离子增加;使水产生氢氧根离子而呈弱碱性;由于打破普通水 13 个分子团,变成 6 个分子团六角形水,从而增强了水的渗透力和溶解力;同时,因水被电解分离,分解了对人体有害的物质。

赛爱牌"电解离子水生成器"(广州赛爱环境保护技术开发公司产品),已经通过国家权威机构——中国卫生部

［认可编号：卫水字（2004）0072号）和国家食品药品监督管理局［认可编号：粤药管械第2260449］认可。它制成的电解离子水的优点是：①水被激活，有益于清除人体内有害的"自由基"；②水分子团变小，有益于增强人体的生理功能；③水中钙、镁、钾、钠等营养丰富且平衡；④水呈负的还原电位，具有抗衰老、抗氧化、防病、保健等功效；⑤同时产生碱性和酸性离子水，其中饮用弱碱性水可中和人体内的酸性毒素，弱酸性水具有美容、消毒效果。

电解离子水的缺点是：目前电解离子水生成器价格较贵。

§3-2 水质处理器种类与选择

一、水质处理器的用途、功能、特点

1. 水质处理器的主要用途，是对饮用水水质进行深度处理，去除自来水或其他供水水质中的杂质和有害物质，提高饮用水的安全度；

2. 水质处理器具有多种功能，可根据用户要求和原水水质情况，选择适用的水处理工艺，主要可分为：净化、软化、矿化、消毒、脱盐等多种功能，可供用户选用；

3. 水质处理器安装使用方便，设备紧凑，易于推广使用。

二、水质处理器种类

水质处理器，常以功能评价、要求、水质标准和技术原理等进行分类。现分别介绍家用水质处理器和大型水质处理器的种类。

第三章 饮用水选择

1. 家用水质处理器（详见表3-2 家用水质处理器一览表）

家用水质处理器主要有四种：

1）家用净水质处理器：按水处理工艺的不同，可分为①活性炭滤芯、②活性炭组合滤芯、③桶式净水器（组合滤芯）、④除菌消毒功能净水器、⑤软水器等五种，其水处理效果和适用条件详见表3-2。

2）家用纯水水质处理器：其水处理是使用微滤、活性炭、精滤、反渗透膜、压力储水桶等工艺，以获得纯净水水质，详见表3-2。

3）家用多功能酸碱水生成器：主要使用微滤、活性炭、酸碱水生成器等工艺，以获得弱碱性水，有益于人体健康。

4）家用饮水机：有净水饮水机和纯水饮水机，前者是采用微滤、铜锌合金滤料、活性炭、陶瓷滤芯饮水机等工艺，分冰水、温水、热水；后者同"2）"纯水水质处理工艺，分冰水、温水、热水。

2. 大型水质处理器：（详见表3-3，大型水质处理器一览表）

大型水质处理器共有七种：

1）大型净水水质处理器：根据水处理工艺的不同，可分为（1）~（9）种，其水处理效果和适用条件各有差异，详见表3-3。

2）大型软化水质处理器：按水处理工艺的不同，可分为（1）~（4）种，主要是软化水质，降低水的硬度，兼有其他的功能，详见表3-3。

表 3-2 家用水质处理器一览表

分类	名称	水处理工艺	水处理效果和适用条件
一	家用净水水质处理器	(1) 活性炭滤芯	
		①活性炭	去除异味、余氯、氯化有机物，水不宜生饮
		②载银活性炭	去除异味、余氯、氯化有机物，可抑制活性炭上的细菌繁殖
		③活性炭烧结滤芯（陶瓷滤芯）	去除异味、余氯、氯化有机物，可滤去水中细微杂质
		④碳纤维	去除异味、余氯、氯化有机物，成品水不宜生饮
		(2) 活性炭组合滤芯	
		①活性炭 + PP 微滤	去除异味、余氯、氯化有机物，截留污垢、胞囊、原虫成品水不宜生饮
		②活性炭 + 超滤	同 (2) ①
		③活性炭 + PP + 超滤	同 (2) ①，可延长超滤膜使用寿命
		④活性炭 + 陶瓷滤芯	可去除水中胶体、悬浮物、细菌等污染物，需经常清洗
		⑤活性炭 + KDF	同 (2) ①，去中颗粒物，改善口感，不宜生饮
		⑥活性炭 + PE（烧结滤芯）	同 (2) ①，截流污垢、滤速较快、不宜生饮
		(3) 桶式净水器：自来水 + 超滤（或陶瓷滤芯）+ KDF + 活性炭 + 微滤	将原水罐与处理滤芯组合一体，与净水器配套，要经常更换滤芯

第三章 饮用水选择

续表

分类	名称	水处理工艺	水处理效果和适用条件
一	家用净水水质处理器	(4) 除菌消毒功能净水器	
		①碘树脂：自来水-活性炭-碘树脂-载银炭-出水	去除浊度、有机物、杀菌，但滤芯使用寿命有限
		②紫外（UV）消毒	去除有机物和杀菌，要定期更换滤芯和紫外灯管
		③活性炭+臭氧	同(4) ①，要求控制合适的臭氧发生量
		④超滤	截留污垢、胞囊和微生物，改善浊度，更换滤芯周期长，但不能去除有机物
		(5) 软水器	
		①电渗析	能降低水的硬度，但不能去除有机物及杀菌
		②离子交换	用钠离子交换水中的钙镁离子，不宜长期饮用
		③纳滤	既可软化水，又可净化水，但不宜高钠、高碱、低硬度净化
		④软化药剂	会增加出水的磷酸盐含量，不宜长期直饮
二	家用纯水水质处理器	自来水-微滤（5μm）-活性炭-精滤（1μm）-RO（反渗透膜）-活性炭-压力储水桶-出水	冲洗电磁阀可调节废水比例，现制现用，去除水中全部离子，口感好，但长期饮用对健康无益，儿童更不宜长期饮用

续表

分类	名称	水处理工艺	水处理效果和适用条件
三	家用多功能酸碱水生成器	自来水-微滤-活性炭-酸碱生成器-出水（碱性）	碱性水有益健康，但不是人人都能长期饮用，酸性水可用于洗涤、节省洗衣粉用量
四	家用饮水机	(1) 净水饮水机：自来水-微滤-KDF-活性炭-陶瓷滤芯-饮水机-饮水（冰、温、热水）	规范要求：pH=6.5~8.5 耗氧量≥25mg/L（以O_2计）
		(2) 纯水饮水机：自来水-微滤（5μm）-活性炭-精滤（1μm）-RO-活性炭-饮水机-饮水（冰、温、热水）	规范要求：pH值>5.0 耗氧量≤1.0（mg/L，以O_2计） 总硬度≤450（mg/L，以$CaCO_3$计） 溶解性总固体≤1000（mg/L） 硫酸盐≤250（mg/L） 氯化物≤250（mg/L） 硝酸盐≤20（mg/L，以N计）

注：PP-为聚丙烯融喷滤芯；KDF-原子化高纯度铜锌合金滤料；UV-紫外；RO-反渗透膜；PE-烧结滤芯；

第三章 饮用水选择

表 3-3 大型水质处理器一览表

分类	名称		水处理工艺	水处理效果和适用条件
(一)	大型净水质处理器	(1) 活性炭组合滤芯		去除余氯、异味和氯化有机物，截留污垢、胞囊、原虫、细菌等。
		(2) 活性炭滤芯		去除余氯、异味和氯化有机物，截留污垢，成品水需消毒或煮沸才能饮用
		(3) 紫外（UV）		截留污垢、胞囊、原虫、杀灭细菌、病毒，去除部分有机物
		(4) 活性炭+KDF		滤芯容量大，可供饮用、洗漱、洗澡、食品制备用水，处理效果同（2）
		(5) 活性炭+臭氧		去除浊度、有机物、杀灭微生物、改善口感，适用于小区管道直饮水系统
		(6) 电解消毒水箱		截留污垢，杀灭微生物，适用于二次供水系统中高位水箱消毒
		(7) 微滤，滤芯以PP（聚丙烯）、PE（聚乙烯）为原料		截留污垢，一般用于饮用水深度处理系统的预处理
		(8) 超滤		去除水中悬浮颗粒物，能保留水中微量矿物元素，一般用于矿泉水处理

续表

分类	名称		水处理工艺	水处理效果和适用条件
(一)	大型净水水质处理器	(9)	常规工艺——一体化净水器：河水-加矾-加氯-水泵——体化净水器（反应-斜板沉淀-PE过滤）	去除地表水中的悬浮物、胶体、细菌，一般适用于小规模自建水源水的处理
(二)	大型软化水质处理器	(1)	电渗析	降低水的硬度，但不能去除有机物及杀菌
		(2)	离子交换：用钠离子交换水中钙、镁离子	长期饮用对人体健康有负面影响
		(3)	纳滤	既可软化水质，也可净化水质，但不适合含高钠高碱度、低硬度水的净化
		(4)	电吸附	用于降低地下水的硬度，硝酸盐、氯化物等无机物，也可去除水中氟和砷
(三)	大型酸碱水生成器		自来水-微滤-活性炭-酸碱水生成器-出水（碱性）	弱碱性水对人体健康有利，但不是人人都能长期饮用。酸性水可用于洗涤，节省洗衣粉用量。
(四)	大型纯水水质处理器		同家用纯水处理器，并增加臭氧处理工艺	去除水中所有离子、口感好，但长期饮用，对健康无益，婴儿更不宜长期饮用，一般适用于小区管道直饮水系统

第三章 饮用水选择

续表

分类	名称		水处理工艺	水处理效果和适用条件
(五)	净水屋处理器			将净水机置于自动售货机内,使制水、售水为一体,由购水者自行操作,电脑自动控制。适用于超市或小区内小规模供水系统
(六)	除氟、铁、铝、砷水质处理器	(1)	高氟水-pH调节-活性氧化铝除氟罐-压力罐-低氟水	适用于高氟水地区
		(2)	高氟水-pH调节-电解槽-沉降槽-过滤器-低氟水	适用于饮水除氟
		(3)	高氟水-微滤-除氟树脂-超滤-低氟水	同(2)
		(4)	高铁水-射流曝气-氧化水箱-磁化-锰砂过滤-出水	适用于含二价离子高地下水
		(5)	由聚丙烯预滤器、KDF滤器、铁酸钡滤料、椰壳炭滤料、SPF臭氧发生器、气水混合器、管路、管件组成	QY牌EQ-300型,除铅砷净水器
(七)	矿化水处理器		自来水-活性炭-载银活性炭-麦饭石/珊瑚砂-矿化球-矿化磁化-出水	水的矿化和磁化效果尚未得到试验确认

注:表中符号同表3-2

3)大型酸碱水生成器：水处理工艺和适用条件与家用水质处理器相同。

4)大型纯水水质处理器：水处理工艺和适用条件与家用纯水水质处理器相同。

5)净水屋处理器：将净水机置于自动售货机内，使制水、售水为一体，由购水者自行操作，电脑自动控制，适用于超市或小区内。

6)除氟、铁、铅、砷水质处理器：根据水处理工艺的不同，可分为(1)~(5)种，其适用条件各不相同，处理氟、铁、铅、砷等特殊水质问题，详见表3-3。

7)矿化水处理器：主要有矿化和磁化处理工艺，去除水中某些有害物质，并增加人体有益成分，改善水质，有益于人体健康。但其矿化和磁化效果尚未得到试验确认。

三、水质处理器的选择

水质处理器的选择，主要是根据自来水或其他供水水质情况，选择功能适用的水质处理器。

1. 天然原水水质处理器：

在以天然原水为饮用水的地方，对水质情况尚不清楚的，建议首先开展水源水质普查，对水质进行全面检验。在此基础上，对饮用水进行改造。若水质合格，可作为饮用水源；若水质不合格，又无其他合格的水源，建议：根据当地水源水质情况，有针对地选择家用水质处理器，或几家合购大型水质处理器。若未使用氯消毒，可根据表3-2选用"一类家用净水水质处理器(2)④、(3)、(4)①~④"，还可以选用"三类、四类(1)"共两种处理工艺，合计八种家用水质处理器均有去除水中胶体、悬浮物、重金属、细菌等污染物，具有除菌消毒的功能，适用于上述以天然原水为饮用水的水处理。若需选用大型水处理器，则根据表3-3，选用"（一）类（3）～（9）、（三）类、（五）类"共9种同样适用于净化、除菌、消毒的水处理。

2. 自来水水质处理器：

为解决自来水水质存在的问题，一些城镇实施管道分质供水，对自来水或其他原水经深度净化处理，能使饮用水达到卫生、安全标准。但广大城镇在没有实施分质供水时，建议用户选择家用水质处理器或大型水质处理器（详见第三章表3-2、3-3），应选用具有去除余氯和氯化有机物处理效果好的净水处理器。即：选用表3-2、"一类家用净水水质处理器（1）①②③④、（2）①②③"共七种，表3-3"（一）大型净水水质处理器（1）（2）"等两种，合计共9种均有去除余氯、异味和氯化有机物等处理效果。

3. 净水水质处理器：

净水可通过管道分质供水直接送到用户。在未实施分质供水的地区，可使用家用净水水质处理器获得净水，团体、单位可使用大型净水水质处理器，对照表3-2、3-3，选用所需的净水设备。例如：表3-2选用"一类（2）④（3）、（4）、四类（1）、（2）"和表3-3选用"（一）类（3）～（9）（五）类"均有除菌、消毒、净水的功能产品。

4. 纯水水质处理器：

需要选用纯水水质处理器，可根据表3-2选用"（二）类"、表3-3选用"（四）类"纯水水质处理工艺。但纯水与蒸馏水一样，呈弱酸性，对人体健康不利，可以用于"应急",不宜长期饮用,小孩、婴儿常饮不利。

5. 人工矿泉水水质处理器:

对这类矿物质水的净水器或饮水机的选择,也应慎重。建议选择此类设备时,参照表3-2、3-3选用合适的水质处理器。

6. 磁化水水质处理器:水的磁化处理,适用于硬度偏高的水。

选用磁化水处理器,可根据表3-3选用"(七)类"产品。但市场产品对磁化效果尚未得到试验确认。在水的硬度偏低时,则不宜磁化处理,否则对健康不利。

7. 软化水水质处理器:

若需选用软化水处理器,可参照表3-2选"(一)类(5) ①~④",表3-3选"(二)类(1)~(4)"处理工艺。

8. 含银水水质处理器:

选用含银水水质处理器,可参照表3-2选(一)类(1) ②、(4) ①、表3-3选"(七)类"。其处理工艺均有载银活性炭,可去除余氯及氯化有机物、杀菌、消毒等功效。

9. 水窖水水质处理器:

在农村,水窖储水既可使用表3-1消毒方法(煮沸法)杀菌消毒,也可以选购家用水质处理器,将水窖水进行深度处理,详见表3-2、表3-3。干旱缺水的农村朋友,若需详细了解水窖及其水质情况,请参阅《怎样修建水窖》一书(2006年中国建筑工业出版社出版)。

10. 除铁水质处理器:

在饮用水含铁高的地区,也可以选用除铁水质处理器,根据表3-3大型水质处理器选"(六)类(4)"产品,适用于含二价铁离子高的地下水水质处理,建议多家用户联合共用,以降低成本,也可独家使用。

11. 除氟水质处理器:

选用除氟水质处理器,可按表3-3选"(六)类(1)(2)(3)"处理工艺的水处理器,可独家或多家用户联合选用这类水处理器,可去除高氟水。

12. 除铅、砷水质处理器:

含铅、砷的水质处理,可根据表3-3选"(六)类(5)QY牌EQ—300型"除铅砷净水器。

四、水质处理器的选择原则

目前,市场上水质处理器品种很多,建议广大消费者慎重选用。应按以下原则选择:

1. 检查有关证件。首先检查水处理器是否有权威认证批件、产品注册证、市场准入证、产品安全性检验合格证、质量保证书等,必须证件齐全,真实可靠,若有疑问,应通过相关部门调查清楚,切忌盲目,以免上当受骗;

2. 检查性能。主要包括:1)水处理器与水接触材料卫生要求,应符合《生活饮用水输配水设备及防护材料卫生安全评价规定》应检查其检验的鉴定文件;2)卫生安全要求,应符合卫生部涉及饮用水卫生安全产品检验规定,详见附录B、C、D、E,要查相关的检验文件;3)出水水质要求,应符合国家规定的标准,如《生活饮用水水质标准》、(表2-2)《生活饮用水水质卫生规范》(详见附录A)《瓶装饮用纯净水卫生标准》、《饮用净水水质标准》等;(附录

E);4)水的理化特性和生理功能。

3. 检查处理效率。主要包括:1)以活性炭为主要过滤材料的,其检测的耗氧量去除率≥25%,感官指标明显改善;2)膜过滤、分子筛、陶瓷过滤器,在额定总净水量内应保持流量并达到净化处理效率;3)除氟、除砷、软化水等水质处理器,在额定总净水量内,应保持其流量,并达到其去除效果好的要求;4)在有多种单元或过滤材料时,其净化效率应为各部分功能之和。

4. 检查售后服务。其售后服务是否完善、产品故障的维修承诺是否到位。

凡符合上述原则,产品证件齐全、性能优良、水质好、真实可信的水处理器,应是满意的产品。

于1998年,我国卫生部对水质处理器加强了管理,规定了市场准入审批程序,严格卫生检验,建立了相关检验标准和卫生评审规范。于2001年,卫生部颁布了《生活饮用水水质处理器卫生安全与功能评价规范》和一系列相关文件,(详见附录B、C、D、E)。

第四章 科学饮水

每天饮水,是人体生理需要,对保护人体健康和预防疾病,都是必不可少的。这是因为水是维持人体生理、生化活动的最重要的营养素,人体的血液循环、体温调节、维持人体代谢、保持体内体液的压力,都离不开水。由于水是人体血液系统的一部分,溶有许多有机物和无机物,许多矿物质在体内产生离子化,使细胞产生代谢,同时水是人体内分泌和酶的催化功能的基质。如果没有水作为载体,一切代谢活动都将停止。如果饮水充足时,就能维护人体细胞处于健康状态;如果饮水不足,人体内水的消耗受到限制时,就会导致人体组织损伤和引发各种各样的健康问题。所以,人们不仅要饮洁净的水、健康的水,而且要饮充足的水,要科学饮水,学习科学饮水知识,掌握科学饮水方法,养成科学饮水习惯。

§4-1 人体需水量

一个正常人体内的水,是处于动态平衡状态的,就是说人体对水的摄入量与排出量几乎是相等的,说得通俗一点,就是"喝多少",就要"排多少","进"与"出"相差约 $1\% \sim 2\%$。据有关资料介绍,美国科学家曾测定,一个体重 65kg 的中年人,每天排出的尿液和皮肤蒸发的汗水等总量为 2569mL。为保持人体内水的平衡,其每天必须补充

2569mL左右的水。如果，这个被测试的人，每天不能及时地补充人体正常的需水量，这个人的身体就会受到损伤。

人体内的水，共有三部分来源。一是来自人吃的食物，即：每天吃的饭食、肉食、蔬菜、汤、水果、饮料等日常食物中的水分，二是来自人体内的代谢水，即人体内的糖、脂肪和蛋白质在代谢过程中产生的水；三是来自于人的饮水。前两部分约占1/3，而后部分即人的饮水约占2/3。专家指出，人体要维持正常的水量平衡，每昼夜需从食物摄入和饮水补给，平均约为2500～3000mL。这是指人体每天的平均需水量，是相对而言的。需水量还与人的年龄、身体体重、体质、健康状况、工作职业、生活方式、起居习惯等有关，还与气候季节、气温、生态环境等有密切关系。如果一个高个子与一个矮个子，他们每天的需水量显然是不同的，男人与女人的需水量也不可能相等，大人与小孩的需水量不可能是一样的；就同一个人，冬天与夏天的需水量不可能相同。总之，人体的需水量不能一概而论，要因人而异，因时而异，因地而异。

§4-2 人体饮水量

要特别提醒朋友们注意：千万不要把每天"需水量"当成每天"饮水量"。这是两个不同的概念，过去曾有朋友并没有搞清楚二者的区别，结果闹出了笑话。有位朋友看过一篇资料，上面建议"每人每天饮水2500～3000 mL…"，因为这篇资料没有说清楚，混淆了上述概念，误导了这位朋友，他每天用玻璃杯喝14杯水，每杯200mL，即每天喝水

2800mL。结果，他感到身体不舒服，几经周折，后来才终于明白，他错把"需水量"当作"饮水量"，每天饮水大大超过正常值。由于喝了过量水，当然会引起身体不适。如果喝水过多，必然影响胃液的消化功能和杀菌功能。更为重要的是大量水分被血液吸收，使血液量骤然增多而血液的浓度降低，加重了心脏的负担。如果心脏功能不好的人，则会出现心慌、气短、胸闷等不良反应，如果肾功能不好的人，则会出现水肿，或引起其他不良症状，所以喝水不能过多，否则会影响人体健康。

如前所述，人体每天正常的需水量约2500~3000mL，除去每天从食物中摄入的水量外，每人每天还要饮水约为1600~2000mL，即每天饮水8~10杯，每杯200mL，这是成年人每天饮水量的平均值。每天的饮水量，也是因人而异，因时而异，因地而异，与需水量一样不能一概而论。每天饮水量与人的年龄、体重、体质、职业、生活方式、生活习惯等有关，还与气候、季节、气温、环境等都有密切关系。

人们每天的饮水量，既要参考一般平均值，更应根据自己的身体状况、工作环境、生活条件的特点，以及气候因素等，确定自己每天的饮水量，喝水要有"度"，既不能过多，也不能偏少，要适"度"掌握，做到科学饮水。

在日常生活中，对于以下9种情况，饮水量还会增加：

①感冒发烧，一般要增加饮水量，多喝糖开水，以加快水代谢作用，既有利于降低体温，还能排除血液中的有毒物质，糖水可以增加热量，恢复体能。但据有关资料介绍，当人的呼吸道感染，或患支气管炎时，身体会释放大量保水性荷尔蒙，其含量高时，若喝入更多的水则会导致水分过量，

影响体内电解质平衡,发生低钠血症。所以,要请医生诊断清楚感冒性质,不是什么感冒都能多饮水。

②当人体腹泻时,体内水分大量迅速减少,就要及时补充缺水,一般补充生理盐水最佳,主要是保持人体内的电解质平衡,最好是到医院请医生按要求注入生理盐水。

③当人患痛风时,若没有及时、正确地去治疗,会合并发生致命的心脏病和肾脏病等,因为血液中的尿酸会很高,会有很多尿酸盐结晶在心脏及肾脏等处沉淀,严重时会造成心脏病,同时因尿酸高会使血液凝固力增加,容易发生血栓现象,增加心脏冠状动脉阻塞。为了预防发生合并症,除药物控制尿酸值在一定范围内,还要多喝水,多喝碱性水将尿液调节成碱性,这是行之有效的方法。

④在夏天,气候炎热,人体大量出汗,体内水分迅速、大量减少,则应及时喝水,补充人体的缺水量,若适量补充食盐水,对人体更有利。

⑤体力劳动或体育运动之后,也应及时补充人体缺水或食盐水,以保持人体内的需要。对于气温较高,劳动强度较大的体力劳动,或激烈的体育运动等情况,饮水量将显著增加,根据经验在这些情况下的饮水量比平时约增加30%左右。

⑥人在饮酒后,则因酒中的醇的成分,刺激人的中枢神经系统,肾脏产生强烈的利尿作用,一方面大量排尿,一方面要大量喝水,酒的度数越高,则需要喝更多的水,否则会出现脱水现象。

⑦喝咖啡或含咖啡的饮料,因其中含有咖啡因,刺激人的中枢神经,使人大量排尿,因此喝咖啡后,要大量喝水,有资料介绍,人若一天喝6杯咖啡,其中含有12g咖啡因,

人体就要多喝500~1000mL的水,才能将这些咖啡因代谢掉。但因咖啡有兴奋作用,喝咖啡的人不一定会发觉自己缺水,但时间一久,就会处于慢性缺水之中。所以好喝咖啡的朋友,要适"度"喝咖啡,不要过量,同时要多喝水,以防慢性脱水影响健康。

⑧喝茶的习惯很普遍,但很少注意喝茶会"脱水"。据资料介绍,因为茶里含有茶碱,是脱水的成分,它会刺激人的中枢神经系统,对肾脏产生强烈的利尿作用,所以喝茶同样需要补充水,决不能把茶水代替饮水。有的朋友说,喝茶"解渴",其实不然,因为茶碱有兴奋作用,即使体内缺水,也不易感觉,再说喝茶水一般比平时喝水量多,所以不觉得口渴。这里要注意的是,不要把喝茶当成正常的喝水,二者是有区别的。喜欢喝浓茶的人,则需要补充更多的水,将茶碱代谢掉。建议喝淡茶,不要喝浓茶,以免损伤胃。

⑨、喝可乐等饮料,同样不能与饮水等同,因为饮料大多是呈酸性,喝饮料会增加人体内的酸性物质,使人易出现乏力疲劳,但因其含糖会抑制人体摄食,而产生"败胃口"。若经常喝这类饮料,将导致免疫功能下降,对人体健康不利。

§4-3 饮水次数

一个正常状态的人,每天的饮水次数是有一定规律的。一般经验认为,饮水应遵循"多次、少量"的原则,每天饮水约8~10次,每次饮水量约200mL。

在日常生活中,有的人饮水习惯很不好,不是"多次、少量",而是"次少、量多",即每天饮水次数很有限,大部分时间忘了饮水,要么不喝水,要么一次喝个"够"——即喝"饱"喝"胀"。要知道,人不是骆驼,不能像骆驼那样,喝够一次水就可以管好多天不饮水。如果人一次喝的水太多,超过胃的容纳量,就会引起胃膨胀,连走路都会听到胃里的水晃动声音,走急了胃就会痛得难受。如果一次饮水量过多,就会把胃液冲淡,损伤胃的消化功能,更为严重的是,增加了心脏和肾脏负担,使心脏和肾脏出现不良反应。若心脏和肾脏功能不好的人,则会加剧病情的发展。所以"次少、量多"的饮水习惯是不可取的,是十分有害的。这种情况常发生在儿童期,因儿童好动,对水的需求量相对较多,但一般因其贪玩忘了喝水,一旦超量饮水会引起不良反应,很多小学、中学的学生出现这种不良的饮水习惯很普遍,所以,要靠家长给予纠正。如果,人每天喝水次数少,每次喝水量不足,同样是不可取的,这种情况一般发生在婴儿期,因粗心的妈妈或处于困境的家庭,对婴儿没有精心照料,每天只喂奶,很少单独、按时喂水。由于婴儿新陈代谢很快,其单位体重需水量比成人高,所以在喂奶的间隔中还应给婴儿喂水,否则将影响婴儿生长发育。人每天的饮水次数,是在日常生活中逐渐形成的,使之养成一种良好的生活习惯,实际上并不难。要达到正常的饮水次数不能生搬硬套,也是相对而言的,不可能做个"死规定"。每人每天的饮水次数,也是随季节有变化的,炎热的夏天可能喝水次数多些,冬季可能相对少些,感冒发烧的人比平时喝水次数多,饮酒后喝水的次数明显增多。总之,饮水次数与饮水量一样,应因人而异,因时而异,因地而异,但饮水的原则不能变,即应坚持"多次,少量",这样有益于健康。

每人每天合理的饮水次数,应根据具体情况,采取相应的措施,并形成良好的习惯。对于工作地点比较固定、作息时间比较有规律且在室内工作的人,饮水条件比较方便,则比较容易坚持"多次、少量"的饮水原则,在正常情况时,每人每天坚持饮水 8~10 次,每次饮水约 200mL 左右;如果在非常情况下,例如天气炎热,体力劳动强度大,参与体育运动或因其他原因引起出汗、排尿、体内失水过多等,则应相应增加饮水次数,但每次饮水量不宜过多,以自身体能为准。对于工作地点流动,作息时间规律性差,且在室外工作的人,因其饮水条件比较困难,常常找不到水喝,为此建议这些朋友随身带水为妥,携带足够的瓶装(或桶装)水,满足出外工作时的饮水需要。对于旅途中的人或在校读书的学生,同样需要随身携带足够的饮水,以防脱水对身体的不利影响。

§4-4 饮水时间

如果要问:什么时候喝水好?可能大多数人会说:"那不简单,口渴了就喝!"那就错了。如果人感到"口渴"了再喝水,那就晚了,这是不科学的。因为"口渴"是脱水的信号,人体细胞已处于脱水状态,身体机能已经受到影响。如果人体适时补充水量,就不会损伤身体,不会出现"口渴"的现象。

正确掌握饮水时间,使人体适时补充水量,以满足人体正常的水代谢平衡。为此,现作以下简单介绍:

①在一般情况下，成年人每天24h，除睡眠外，大约每2h就应饮水一次，其中包括白天和晚上非睡眠时间，每人应根据自己的情况大体确定饮水时间，养成饮水习惯，形成自己的生活规律，应是一件不难的事情。

②每天早、中、晚三餐吃饭时间不应喝水，因为吃饭时胃里会大量分泌胃液，若喝水则使胃液冲淡，影响胃的消化功能，时间久了会引起各种胃病。所以，不仅每天早、中、晚三餐吃饭时间不宜喝水，而且在吃饭前、后30min都不要喝水。小孩常常缺乏这些知识，家长应讲道理，使小孩也养成一个好的饮水习惯。

③每晚睡前喝水。每天晚上在睡觉前，喝少量的水，有益于健康。因为晚上睡眠时间较长，人处于睡眠状态时仍在进行新陈代谢，水的代谢也没有停止，所以睡前喝适量的水，有利于人体代谢，有利于入睡，不要怕起夜，也不宜大量喝水，以适量为宜。

④老年人，特别是有心血管疾病患者，起夜要饮水。在晚上入睡后，因较长时间睡眠，体内泌尿系统完成的水分代谢，使膀胱中储存了大量水分（尿液），以便随时排出体外，此时体内血液因水分减少而变得黏稠，流动缓慢，若不及时补充水分，则容易使其体内血液因黏稠而形成血栓猝死。为防止老年人出现意外，在起夜时应适量饮水，以利安全和健康。

⑤洗澡前、后宜饮水。一般在洗澡时，容易出汗，特别在夏天洗澡出汗更多，为及时补充体内水分的消耗，洗浴前喝水，可以舒解疲劳。洗澡后及时喝适量的水，有利于保持皮肤柔嫩，有利于恢复体能。特别是老年人，在洗澡前饮适

量的水可避免发生洗浴中可能出现的昏迷等意外。

⑥在空调或气压低的环境中宜饮水。由于在空调环境里,空气比较干燥,水分蒸发很快,人体往往出现缺水现象。在飞机的客舱里,气压较低,水分蒸发也快,人也会出现缺水。为此,在这种情况下,人需要比平常多饮水,以防止人体脱水,在空调房里,也可以放置一盆水,以弥补室内湿度过低。

⑦运动、练功、打坐前后应饮水。凡参加体育运动和打坐的人,其体内水分代谢比平时要快,特别是激烈的体育运动,水分消耗更多。为了维持人体内水分代谢平衡,在其运动、练功、打坐前后都应及时饮水,以保持人体处于正常的健康状态。

⑧饮酒要注意及时喝水。在日常生活中,饮酒是常有的事,如果喝酒不注意及时饮水,则不仅容易喝醉,而且会损伤胃和其他器官的功能。喝酒当然应当适"度",过量无益于健康。但嗜好喝酒的人,有时很难控制自己。为此,建议喝酒前饮一杯温开水,以便稀释酒精浓度,减少对胃的刺激。连续不停地喝酒时,可以同时饮水,以降低酒的度数和危害。酒后更应及时补充水,以维持人体内水分代谢平衡。若酒后不及时喝足够水,人体内的细胞就会处于脱水状态,出现极度口渴现象,严重损害身体健康。

§4-5 饮水水温

饮水的水温,与人体健康有关,偏高的水温或偏低的水温对人体健康无益。

（1）饮用偏高水温的水，对人体健康有害无益。如果饮用烧开的自来水，则其危害更大。在第四章已对自来水作过简单介绍，由于我国目前自来水的处理工艺还比较落后，原水中的有机物只能去除约20%，残存在水中的有机物与消毒后的余氯产生三卤甲烷等氯化副产物，是"三致"物质（致癌、致畸、致突变），对人体有严重危害，更为严重的是在自来水烧开20min后，其毒性会成倍、甚至几倍的增加。但更为糟糕的是大多数人对此并不知情，因大部分人的生活习惯是将自来水煮沸杀菌消毒，不仅成倍增加致癌物，而且减少了水中的含氧量，降低了水的活性，长期用于日常生活的饮食，无疑是有害无益的，用于泡茶同样有害。

自来水不仅存在上述问题，还有二次污染，即多数输水管网和储水池，水箱等比较陈旧，产生的二次污染无法在短时间消除，人们在使用自来水时应引起足够重视。

解决上述问题，比较现实的办法是：

①使用深度水质处理器，选用具有去除氯化副产物等功能的净水器、净水机、电解离子水和频谱水发生器等设备，对自来水进行深度处理，既可以供日常生活使用，也可以烧开饮用；

②同时，有条件的地方应使用管道分质供水，可以免除氯化副产物的危害；

③在没有管道分质供水的地方，又未使用深度水质处理器时，则可以购置桶装或瓶装纯净水，但不宜长期使用，因其成本高，且水质不尽人意，只宜作"应急"使用。无论使用何种饮用水，均不宜喝滚烫的开水，或温度较高的泡茶水，因为极易损伤口腔、食道及胃黏膜，对健康不利。

（2）水温偏低的水不宜饮用。一般在夏季，气温较高，人们为了消暑常喜欢饮用低温水，对消暑确有好处，但不是人人都适应低温水，有些人饮了低温水，胃不适应立即引起腹泻或其他反应，对人体健康无益。专家指出，喝冷饮要讲究科学方法，如果方法不当不利于身体健康。首先，喝冷饮不能过量，否则会冲淡胃液，会抑制胃酸的分泌，影响食物的消化和减弱胃的杀菌能力。其次，在人体大量出汗时，不宜立即喝冷饮，否则会因为冷、热的急剧变化伤害人体。同时，尽量少饮或不饮"冰"水，因为"冰"水温度过低，容易引起胃肠痉挛和剧痛。对于年老、体弱者和病人，不宜喝冷饮，因为冷饮会使人体的毛细管收缩，危害人体健康，对心血管病、支气管炎、咽喉炎、胃肠炎和胆囊炎者，均不宜喝冷饮。

（3）饮用适中水温的水为宜。所谓"适中"的水温，就是既不太热、也不太凉的水，一般以30℃左右为宜。饮用水温也应因人而异，有的老年人或病人，宜喝温开水，为此，最好在家或在办公室，应有专门容器装凉开水，与热开水搭配成温开水饮用。如果有净水器，能直接生饮的，水温适中、不冷不热则可饮用。对于嗜好喝茶或喝咖啡的人，且应按泡茶和冲咖啡的要求确定适当的水温。但有关资料介绍，高温泡茶会挥发一部分营养成分，有关专家建议泡茶的水温≤36℃为宜。

§4-6 提倡"晨饮"

什么是"晨饮"呢？所谓"晨饮"，就是指早晨起床以后，第一件事就是喝足够的水，以补充人体所需水量。晨饮，不仅是有益于人体健康的良好生活习惯，而且是科学饮水的一项重要内容。大多数人说"晨饮"效果好，普遍反映受益匪浅。

人们在早晨起床漱口后，首先要做的事就是喝水，一般喝水量1~2杯，大个子喝2~3杯（每杯200mL），冬天喝温开水为宜，夏季可喝凉开水，也可以稍加点食盐（淡盐味），使饮水迅速被人体细胞吸收。晨饮非常重要，因为人体经过一夜睡眠，排泄了大量的尿液和部分汗泄物，使体内的血液黏稠度增加，而血容量减少，使人体各部分微血管淤滞，因此容易引起血流不畅和血压升高的危害。曾经就有心脑血管病患者常猝死在清晨。若能及时补充人体内的水分，就可能大大降低上述风险。

早晨，人体的肠胃经过长夜消耗，比较空虚，若及时喝水则很快会被吸收，补充水分效果很好，清除体内代谢的废弃物，使人体内的血液很快恢复正常的生理功能，大大降低心脑血管的发病率。

有的朋友说，"晨饮虽然好处多，但早上喝水后吃不下早餐……"。为什么晨饮影响他吃早餐呢？原因是他早晨起床晚，早上喝水后立即吃早餐，中间没有间隔时间，若推迟早餐又影响上班时间。关键在于，要掌握早晨饮水与早餐之间要相隔30min左右为宜，每人应根据自己情况，作出合理安排，并不会影响晨饮时间。正常的安排应该是：早晨起床漱口后晨饮→晨练半小时→早餐→洗刷→出门，为了健康，作出合理安排是不难的。

许多朋友晨饮后收到可喜的效果，有的改善了肠胃功能，有的原有结石病的人没有复发，有便秘的人明显好转，总之，建议朋友们不妨试试，坚持天天晨饮，人人适用，将有益无害。

§4-7 "主动"喝水

什么是"主动"喝水？就是指按科学的饮水方法"多次、少量"的饮水。换句话说，就是在出现"口渴"之前自己主动找水喝，而不是感到"口渴"了才被动地喝水。

日常生活中，大多数人都不是"主动"喝水，而是凭"感觉"喝水，感觉"口渴"了才想到要喝水，这实际上是一个不好的习惯问题。习惯成自然，任何好的习惯都是靠自觉坚持才会形成的，要养成"主动"喝水的习惯，当然应靠人们正确认识，才会有自觉坚持的行动。一个生活习惯的改变并不难，而是难在人们认识上的改变。一旦意识到"主动"喝水有益于健康的时候，人们就会形成"主动"自觉喝水的良好习惯。

但愿人们不要忘记："口渴"是人处于脱水的状态，"口渴"之前喝水有益健康，这就是提倡"主动"喝水的目的所在。

§4-8 走出饮水"误区"

在日常生活中，常有一些不大健康的生活方式和生活习惯，最常见的就是不良的饮水习惯。人们不能小看"饮水"这件事，因为许多健康问题就出在饮水上，这里有十种"误区",在此列举出来供朋友们讨论参考。

①不喝水。这里指的是每天不去直接找水喝。其中有种种原因,有的人是因为工作忙,顾不上喝水;也有的人由于工作条件差,喝不上水,口干舌燥也只好强忍着;还有的人是因为生活习惯,不去主动找水喝,俗称"旱鸭子"。由于没有饮水,因而人体每天需要的水分,仅从每天食物中补充。如前所述,每天人的需水量主要包括直接饮水和从食物中摄取,其中直接饮水占大部分人体所需水量。如果,每人每天光靠吃食物来获取水分,是远远不够的,不直接饮水就等于每天缺水 2/3,显然其后果是破坏人体水代谢平衡,损害健康也是必然的。

②少喝水。就是指喝水较少,每天喝水量,喝水次数都很少,每次都是"被动"喝水。当人感到口渴时才喝水,否则就不喝水,大多数人可能都是属于这种情况。在前面已经介绍过,"口渴"就是脱水的征兆,此时去喝水已经晚了,在缺水的情况下补水,无疑是有害的。有资料表明,当人感觉"口渴"时,人体内已出现缺水约 1%~2%(约缺水 0.5~1kg);当人感到口干舌燥时,就会意识模糊,甚至出现幻觉,这时人体缺水约为 5%;当人体失去体重的 15%~20% 水量时,人就会停止生理机能,就会死亡。可见,人们随时要补充自身缺少的水分,才能维持人体的生理水平衡状态。显然,这不是一件小事,而是关系到人们生存、健康的大事,切不可忘记。

③猛喝水。这是指人的一次喝水量过多、过急,一口气暴饮,因为口太渴,看见水一次"痛饮"为快,岂不知这是不科学的饮水方法。专家指出,一次过多、过急的饮水会

导致"水中毒",即"脱水低钠症"。一般在激烈运动、劳动或经过酷暑煎熬之后,人体出汗很多,失去大量的水分,出汗的同时也失去很多盐分。在这种情况下,如果一次大量猛喝水,经胃肠吸收后,又出汗排出体外,出汗时又接连失去一些盐分,其结果使血液中的盐分继续减少,其吸水能力随即降低,人体吸收的水分很快就会被吸收到细胞中去,从而使细胞发生水肿,导致"水中毒"。此时人就会出现头晕、眼花、口渴、甚至昏倒。

当人在运动、劳动或长时间在酷暑条件下工作、步行等,为弥补出汗失去的水分、盐分,应避免一次过量、过急的喝水,应多次适量补水,如果是运动,则应分别在运动前、运动中、运动后及时补水,在运动前先饮水 300~500mL,在运动中每隔 10~20min 饮水 150~250mL,运动后再补充 200~300ml 的水分。在上述情况下,若有条件应在饮水时适量补充盐分,喝些淡盐水,使体内失去的盐分及时得到补充,以维持体内渗压平衡,防止"水中毒"。

④乱喝水。指的是对饮用水的水质缺乏卫生常识,不关心水质的好坏,或对水质缺乏鉴别能力,不加选择地饮水,当然这是很不好的习惯。这种现象也很普遍。在日常生活中,有一句俗话:"不干不净,喝了不生病"—这是缺乏健康意识的典型例子,正是由于这种愚昧思想认识,对饮用水的卫生常识一无所知,或知之甚少。有的人对已查明的不良水质情况,也不大相信,或者半信半疑。要知道,水中的有害物质危害人体健康,不是一朝一夕显露出来的,而是经过一个漫长过程,很多情况是人们在不知不觉之中发生慢性中毒的,而人中毒了自己全然不知,患了怪病、重病还不知道是怎么

得来的，这在日常生活中是常有的事。还有的人缺乏警觉，盲目相信市场上出售的商品水，结果上当受骗。例，南方某市，有一位朋友经常使用桶装水，常常生饮，后感不适，全家患了肠道疾病，此后不久该桶装水商店被查封了，原因是该店以自来水冒充优质水等不法行为。现在市场上饮用水种数繁多，常有鱼目混珠的现象，若不加选择，辨别好坏，一不留神就有可能饮用不卫生的脏水，甚至饮用不安全的污染水。奉劝朋友们，要鉴别真伪，饮用卫生、安全、健康的水。

⑤以饮料当饮水。这是一个有害的误区，因为二者的成分不同、功能不同、饮用后的效果也不同。饮料的种类繁多，有可乐饮料、咖啡饮料、茶系列饮料、水果系列饮料等，品种不同，其所含物质也是不同的。可乐饮料多呈酸性，经常饮用会使人的机体酸性物质增加，易使人感到疲劳，免疫功能下降。咖啡饮料和茶系列饮料，分别含有咖啡因和茶碱，这些都含有脱水成分，会刺激人的中枢神经产生兴奋作用，同时对肾脏产生强烈利尿作用。喝了这些饮料，不仅不能解渴，而且还需及时补充水，以代谢这些物质。在各种饮料中，都含有糖的成分，经常喝多了会使人厌食，尤其是小孩喝多了使饭量减少，所以要特别注意儿童，不能过多、经常喝饮料，对身体无益。合格的饮用水则不同于各种饮料，喝了也不会引起不良反应，其主要功能就是补充人体所需的水量，人们应从"以饮料当饮水"误区中走出来。

⑥吃饭喝水。就是边吃饭边喝水，或饭前、饭后喝水，这是一种不良的习惯。许多小孩喜欢这么做，快要吃饭时喝水、边吃饭边喝水、或放下饭碗就喝水等三种习惯很有害。因为吃饭时或饭后，胃液大量分泌，喝水则会冲淡胃液，影

响胃的消化功能。如果即将吃饭前喝水，占据了胃的部分容量，影响正常的饮食量，这些不好的习惯都应该改变。

⑦喝反复煮沸的水。不论是哪一种饮用水，都不宜反复煮沸多次，因为经高温烧开后，不仅水中的含氧量减少，而且水中不易挥发的物质浓度升高，不宜饮用。特别是家用饮水机、热水器，应尽量避免反复、多次烧开，每次休息时间较长、或外出、或晚上关灯睡觉前，应关掉饮水机或热水器的电源，防止发生上述危害。

⑧喝蒸锅水。由于蒸煮时间较长，锅里的水分蒸发较多，不易挥发的物质和亚硝酸浓度很高，人不能饮用，也不宜用来煮其他食物。

⑨喝储存多天的饮用水。不论何种原因，饮用水连续多天没有饮用，则不宜继续再作饮用水，因为隔的时间较长，水中的细菌繁衍很快，若继续饮用有碍于人体健康，可以用作浇花或洗涤用水。

⑩喝生水。无论是自来水，还是天然水源的原水，都不要生饮，因为生水容易传染疾病。此外，水质处理器的成品水也不宜生饮，特别是水质处理器已注明不宜生饮的，更不能生饮。市场出售的商品水，建议消费者慎用，确实是优质水可生饮外，一般不要随便喝生水。

第五章 科学用水

科学用水,是以保证生活用水的卫生、安全、方便为前提的。科学用水是对传统的高耗水、低效益、重浪费的用水观念和用水方式的变革,倡导节约用水、高效用水、科学配置、减少浪费、可持续利用和保护环境的用水观念和用水方式。其中,节约用水是指在不破坏生态环境和自然环境条件下,利用科学技术和方法减少需水量,以缓解和消除因水资源不足对社会经济发展的严重制约,为社会经济正常发展提供更多的可用资源;高效用水,是指提高水的重复利用率,提高单位用水量的经济效益,降低用水成本和水量损失,科学合理地用水;科学配置,是指对不同分布、类型、水量和水质的天然水资源和废水资源进行合理配置,以减少水资源开发利用中对社会、经济和环境的负面效应;减少浪费,就是充分管好、用好每一滴水,避免各种形式的水资源浪费现象;可持续利用,是指区域水资源可利用量与社会经济发展水平相适应,高度科学管理,合理利用,保证社会经济可持续发展;环境保护,是指从水资源开发利用、废水处理、回归环境的全过程,使生态和自然环境质量受到保护,它是节约用水的前提,是水资源可持续利用和社会经济可持续发展的前提。

科学用水的核心就是节约用水,就是节省水资源。这是对全社会而言的,其领域包括全社会各个用水行业和用水过程。节水型社会最显著的特征,就是节约用水,讨论这一议题具有重要意义。

对于普通用水户家庭,如何实行科学用水呢?这是本章着重讨论的问题,根据我国国情、城乡家庭状况和实际客观条件,主要讨论家庭节约用水、分类用水、重复用水、生活废水处理等内容。

§5-1 节约用水

一、节约用水的含义

节约用水,含义比较广泛,许多学者有不同的定义,它包括有关水资源立法、水价管理体制等一系列行政管理措施。本节讨论的"节约用水",则是指更具体的含义,即在用水户家庭节省用水量。

二、节约用水的必要性

在我国,许多城镇生活用水存在着怪异的矛盾现象,一方面缺水严重,用水紧张,另一方面用水浪费也很严重,主要表现在:①供水系统"跑、冒、滴、漏"现象普遍,水量渗漏损失严重;②重复用水率较低;③生活用水定额较高;④市政用水效率较低;⑤管道分质供水进展迟缓;⑥废水资源化利用率很低;⑦节水观念淡薄,普遍存在"水可用,不可惜。"城镇生活用水这种既缺水、又浪费水的矛盾现象,更加剧了水资源短缺的困难。20世纪70年代,联合国水资源会议已做出预测:"水将成为继石油之后的更为深刻的社会危机,"21世纪将是水的世纪。为求生存、求发展,人们逐步形成了一种共识:节约用水势在必行。

三、节约用水的途径

1. 树立节水观念,是最重要和最基本的节水途径。在日常生活用水过程中,为什么存在各种各样的浪费现象呢?说到底,就是人们的节水意识问题。思想支配行为——这是很简单的哲学常识,用水户的用水行为和习惯,是受用水的思想观念支配的,直接影响用水的时间、次数、水量等,节水观念差的人以为"水可用,不可惜",更不会形成节水习惯。节约用水的关键就在于用水观念的转变,要进行长期的全民的节水宣传教育,从幼儿教育开始,从居民自身的用水行为和习惯做起,逐步形成全社会的节水风尚,使节约用水成为社会文明的重要内容。

2. 应用经济规律,促进节约用水。实践证明,节约用水受经济杠杆的影响很大,这里主要有两项措施,其中:①调整水费,将产生显著的节水效果。据报道,美国某地水费每千 gaL 从 30 美分,提高到 50 美分,即水费升幅 67%,结果节水 42.13%。水费的高低,将直接影响用户的节水意识,若过低的水费,用户的节水意识淡薄,节水效果差;若水费较高,占用户经济收入的比例越大,用户的节水意识越强,节水效果将显著提高。在我国,水费的高低还应根据国情确定,不宜随意抬高水价。②实行计量收费,彻底改变"大锅水"制度。据北京市调查,实行计量收费,用户安装表后节水量达 48%～59%。据美国一项调查显示,计量收费时用水量仅为不计量用水量的 66%,即节水率 34%。过去,用水户不装水表,平均分摊水费,"大锅水"喝了数十年,浪费惊人,令人记忆犹新。实行计量收费,"大锅水"

制度则成为历史。应继续实行计量收费制度,调整合理的水费,是促进节约用水的有效途径。

3. 推广应用节水器具,对节约用水起举足轻重的作用。节水器具具备节约用水的内在技术含量,既有耐用、防滴漏的间接节水效能,又有更先进的设计给使用带来节水的直接效能,所以应大力推广节水器具。

(1) 水龙头:水龙头是一种最大众的产品,是应用范围最广、数量最多的一种用水器具,其种类繁多,性能各一,最常见的节水型水龙头详见表5-1。

节水型水龙头一览表　　　　　　　　表5-1

序号	水龙头名称	主要技术性能	节水效果	适用范围
①	陶瓷密封片系列水嘴(水龙头)	1. 密封元件:精密陶瓷磨片 2. 材料:优质黄铜 3. 90°开关 4. 优点:1)密封性能好;2)耐磨;3)耐腐蚀;4)开关迅速;5)无锈水、无水锤声音	运行30万次无漏水	家庭、公共场所
②	感应式水龙头	1. 红外线感应或电容感应效应及相应控制电路开关(如电磁阀开关)连续作用设计而成。 2. 有交、直流两种供电方式 3. 有龙头过滤网,清洁卫生 4. 感觉距离可自动调节 5. 自动出水和关水	节水、全自动开关	公共场所,也可用于家庭
③	节流水龙头	即:普通水龙头加有"节水阀心"(俗称皮钱)、"节流塞"、"节流短管"	节水30%	家庭、公共场所

续表

序号	水龙头名称	主要技术性能	节水效果	适用范围
④	手压、脚踏、肘动式水龙头	1. 手动、脚踏式水龙头：开——借助于手压、脚踏动作及传动机械作用；关——释手或松脚都自行关闭 2. 肘动式水龙头：靠肘动启闭，当水流通过散水器时，同少量空气混合，形成充气水流，出水柔和，便于洗涤	节水效果好 节水	公共场所 适用于医院手术室，免于接触污染
⑤	延时自闭水龙头	按延时作用原理延时自闭水龙头，可分为水力式、光电感应式和电容感应式等类型	节水30%	适用于公共建筑物与公共场所、也适用于家庭
⑥	停水自动关闭水龙头	1. 当给水系统供水压力不足、或压力不稳定，引起管路停水，而用户又未适时关闭水龙头，当管路系统再次来水时，使水大量溢流、造成浪费，安装此水龙头则可避免上述浪费现象。其种类很多，性能不一 2. 其原理是，在管路停水时，靠阀瓣或活塞的自重、或弹簧复位关闭水流通道；管路来水时，因水压作用使水流通道被阀瓣或活塞压得更紧密，故不漏水	可有效自动关闭管路，防止水的浪费	适用于家庭或公共场所

续表

序号	水龙头名称	主要技术性能	节水效果	适用范围
⑦	节水冲洗水枪	当远离闸口（或水龙头）通过软管引水使用时，因不能及时关闭闸口（或水龙头）而浪费水．若在软管末端装一个带有开关的"水枪"时，则可及时启闭，避免水的浪费	节水	适用于工程施工作业或公共场所特殊需要
⑧	电磁式淋浴节水装置	整个装置由控制器和电磁阀等组成，控制器装在莲蓬头下方墙上（或墙内），使用时只轻按控制器开关，电磁阀即开启通水，俗称"一点通"，延续使用一段时间，电磁阀自动关闭停水，若需再用水，可再按控制器．它克服了脚踏开关的缺点，节水显著．（丹东大禹公司研制开发）	节水48%左右	适用于家庭或旅馆、公共场所等

水龙头选用原则

1）应首先考虑使用环境。一般家庭宜选用手动水龙头；公共场所在有条件时宜选用自动水龙头；在医院环境为避免交叉感染，宜选用非接触性的水龙头（自动感应式等）。

2）应选择节水型水龙头，以节约用水。节水龙头是有针对性的，即在当地管网水压下：a. 保障最基本的使用流量，例：洗手盆宜用0.05L/s，洗涤盆宜用0.1L/s，淋浴用0.15L/s；b. 能自动减少无用水的消耗，例：加装充气口,防止水飞溅;c. 洗手用喷雾方式,以提高水的利用率;d. 耐用水龙头不易损坏(有的产品达到60万次开关无故障)。

3)当地管网的给水压力过高时($>0.3MPa$),应考虑在水龙头前面管线上采用减压措施,加装减压阀、自动限流器或孔板等。

4)经常停水的地区,应选用停水自闭水龙头。

5)在公共场所洗面盆宜选用延时、定量或定时自闭水龙头(阀)。

6)选择结构适用的水龙头。

7)选择用绿色环保材料制造的水龙头,选用无害材料(不用石棉、有害橡胶、含铅油漆等)、选用不含铅的青铜、低铅黄铜等材料的水龙头。

8)应选用防止腐蚀和污染的新型材料(塑料管、复合管、不锈钢、紫铜管等)。

为了节约用水,提倡自己动手完成水龙头简单的维修安装,其好处是维修及时,减少水龙头因损坏造成的"跑冒滴漏"损失。维修更换水龙头,技术简单,稍加学习操作都可学会,在此不作详细介绍。

(2)卫生间节水器具:

根据不同的使用要求,卫生间冲便器主要有蹲便器、坐便器、小便器和净身器等四类。此外,还有"干式"(利用微生物分解)坐便器、化学药剂坐便器、焚烧式坐便器、冷冻式坐便器等不需水冲洗的技术,正在发展之中。最常见的抽水马桶是指冲水式坐便器。为供使用者参考,现就上述常见的几种类型的冲便器列于表5-2。

卫生间冲便器一览表　　　　表 5-2

序号	名　称	主要技术性能	节水效果	适用范围
①	节水型坐便器	1. 分为三类——虹吸式、冲落式和冲洗虹吸式 2. 虹吸式采用下上水式,当形成水压后产生虹吸冲洗,但用水量较大 3. 冲落式采用直冲式冲洗,噪音大.节水型特点:(改进后)1)冲水噪音少;2)节水性能好;3)自洁性能好;4)高档产品有抗菌效果	节水效果好	适用于家庭、旅馆、公共场所等
②	感应式坐便器	在满足节水型坐便器条件下改变控制方式,采用红外线遥感控制电磁阀冲水,达到自动冲洗、节水效果 1. 节水:每次冲水量为6L 2. 卫生:自动冲洗、无人操作、冲洗彻底、无异味、避免细菌交叉感染 3. 可调冲水:在水压较低时,可调冲水时间为8s,也可调时间间隔,定时冲水 4. 省电:直流产品使用4节5号碱性电池时,每天若用100次,2年内无须更换电池 5. 安装维护方便,非专业人员可维修	节水、省电、全自动	适用于家庭、别墅、豪华宾馆等

续表

序号	名称	主要技术性能	节水效果	适用范围
③	蹲便器	1. 有带防溅罩、无防溅罩一体式、带存水弯等形式 2. 排水口位置：有前置式、后置式 3. 冲水方式：1）有一档给水自闭；2）有二档给水，大小便分别用不同水量；3）手动开关；4）延时自闭冲洗阀 4. 水箱：1）有高位、中位、低位水箱；2）有封闭式水箱（有压）；3）有无水箱（用冲洗阀）；4）有暗装水箱	选用二档给水、延时自闭冲洗阀等都具有显著节水效果	适用于家庭、公共场所等
④	小便器	1. 安装形式：1）斗式；2）壁挂式；3）落地式；4）沟槽式 2. 冲水方式：1）感应式——单体红外全自动冲洗、使用频繁时，平均每次冲水量为 1.2~1.3L；使用频率低时，每次冲水量为 2~4L；全自动无人操作，冲洗彻底，不留异味；微电脑控制；省电；安装、维修方便；2）延时自闭阀冲洗；3）手动阀冲洗；4）自动定时冲洗；5）沟槽热释电全自动冲洗；6）免冲洗式小便器——用白色透水保护涂层预涂小便槽，以阻止细菌生长和结垢，避免臭气扩散。塑料存水弯衬垫，由近 226kg 兰色液体密封垫填满（轻于尿液，可生物降解）。可重复使用，存水弯衬垫可移动	节水效果显著	适用于公共场所
⑤	净身器	有斜喷式和直喷式		使用不普遍

卫生间冲便器的选择：

1) 如果当地水压较高时（动压>0.8MPa），宜选用延时自闭阀代替水箱及配件，使用效果好。

2) 选用冲便器要选用其排污口位置与建筑物排水管口位置相配套，否则需要改变坐便的安装位置。

3) 当用户给水支管较细、瞬时给水量达不到冲便器所需冲水量时、或为避免同一管网内其他用户用水对水压的影响，则需选用带水箱的冲便器。

4) 选用节水坐便器要因地制宜，既要科学节水，又不能盲目减少用水量，以免造成其他后患。若要求每次用水量降到6L水，应统一考虑系统组成部件的协调与配合。例如，既要节水，又必须排污顺畅，恢复清洁的水封，排污管要选内壁光滑的塑料或精铸的铁管及相匹配的管件。

5) 冲便器的排污方式和管口衔接是否圆滑顺畅，直接影响一次用水量，根据《卫生陶瓷》（GB/T6952—1999）标准规定不同排污方式需水量为：虹吸式、冲落式≯9L；喷射虹吸式、旋涡虹吸式≯13L；节水型≯6L。应根据使用条件加以具体选用。

(3) 洗浴节水器具：

日常的洗浴耗水较多，随着人们生活质量提高，洗浴次数和每次用水量显著增加。最早用的洗浴方式是淋浴，方便卫生，但因没有自动控制关闭的简单淋浴喷头，水量浪费很大，据测试舒适淋浴最少水量达7~8L/min，有的公共浴室和宾馆、饭店达25~30L/min，超过正常标准要求的3倍。科学用水则要求对各类洗浴设施，应采取节水措施。

1）采取降压、节流、限量的节水措施、减少过多的水量浪费，使淋浴器的出水达到标准要求。

2）为满足淋浴时中途停水洗浴的要求，可选用脚踏式半自动淋浴器，或选用电子式自动淋浴器（主动式红外线）是行之有效的节水器具。

3）淋浴房或按摩盆（池）浴：洗浴舒适，且要求有过滤、消毒、循环水再利用的装置，但耗水量很大，约为普通淋浴数倍，在水资源紧缺地区不宜推广使用。

4）桑拿浴：是20世纪从国外引进的，省水耗能，在能源充足的地方可以推广使用，具有显著的节水作用。

5）对洗浴水温的要求，要满足适合人们体温要求的淋浴水温，现有自力式恒温混水阀、陈列式电磁阀混水装置以及电动阀式混水器等产品可供选用。

（4）节水型洗衣机：

洗衣机是人们日常生活中普及率较高的用水器具，使用率很高，但耗水量很大，约占家庭用水量的20%~40%。我国5kg全自动普通波轮机，一次洗衣用水约150~180L。而欧洲市场上，耗水量>59L的洗衣机，在大商场不予采购和经销。在洗衣机节水方面，我国差距较大。

我国海尔公司生产和推广的漂甩2合1波轮全自动节水洗衣机、海尔A级滚筒节水洗衣机，具有显著的节水效果。其中，海尔A级滚筒洗衣机采用国际先进技术，使内外筒间隙减少至12mm左右，降低了总水位高度，由于增大了内筒直径，使衣服在摔打洗涤中与内筒接触面积变大，洗得更均匀、更干净、更省电、更省水，每次耗水≯59L，每次节水100~120L，比普通洗衣机节水65%。

目前我国生产和使用两类洗衣机：一是波轮式；二是滚筒式。二者各有利弊，全负荷运行时滚筒式（不加热），比波轮式大约省水50%，但费电一倍。具体应根据使用条件选用。

（5）热水器和开水器的节水：

热水器是常见的为家庭提供洗澡（洗浴）温水的器具，开水器提供的是煮沸的开水的器具。选用节水器具的原则是：容积适用，不宜过大，否则既浪费水、又浪费电。一般3口之家宜选用热式热水器7~8L/min，容积式热水器宜选用60L；电开水器宜选1.5L（壶）。

（6）洗碗机：

由于我国的饮食习惯，目前市场上的洗碗机不大适用于家庭的锅、瓢、碗、盆、碟，其耗水量比人工洗涤大得多，在水资源紧缺的条件下，不宜使用这种洗涤器具。

用水器具的水压与流量：

①按规范要求，用水器具在一定的给水压力（动压）下，必须达到所需要的流量，以保障用户在管网最低给水压力时满足用水需求。

水流在输送过程中，管径大小与水压损失是有矛盾的，管径小成本低，但水的流速大，阻力大，增加了输水能量；反之，管径大，水的流速慢，阻力则小，可减少输水能量，但管的成本高。据实践得知，应确定管的经济合理的流速范围：1）生活、生产给水管道的水流速度≯2.0m/s；2）消防：≯2.5m/s；3）有防噪声要求的生活给水管道管径≤25mm，流速≈0.8~1.2m/s。一般常用管的流量见表5-3，可供用户选用管径参考。

家庭常用管径与流量关系一览表　　　　表5-3

管径 DN(mm)英制单位	15 1/2″(4′)	20 3/4″(6′)	25 1″	32 1.2英寸 (1.2″)	40 1.5英寸 (1.5″)	50 2英寸 (2″)
设计输水流量上限 L/s(m³/h)	0.35 (1.26)	0.63 (2.27)	0.98 (3.53)	1.60 (5.76)	2.52 (9.07)	3.92 (14.11)
低噪音流量 L/s	0.14~0.21	0.25~0.38	0.39~0.59	—	—	—

②水压：居民生活用水的水压，既不宜太高，也不宜太低。当同一管网（含高层建筑）最高压力超过0.3~0.4MPa时，就应考虑分区给水，或采取减压措施。当管网水压太低时，最远点（管网末梢）水压则不能满足用户要求，应据各地具体确定最远用水点的水压。

根据我国建筑设计规范要求，现将卫生器具额定流量、管径、最低工作压力要求列于表5-4，供用户使用。

卫生器具额定流量、连接管径、最低压力一览表　　　　表5-4

序号	给水配件名称	额定流量 (L/s)	连接管径（mm） (公称直径)	最低工作压力 (MPa)
1	洗涤盆、拖布盆、洗涤槽： 1）单阀水嘴	0.15~0.20	15	0.05
	2）单阀水嘴	0.15~0.20	20	
	3）混合水嘴	0.15~0.20 (0.14)	15×22	

续表

序号	给水配件名称	额定流量（L/s）	连接管径（mm）（公称直径）	最低工作压力（MPa）
2	洗脸盆： 1）单阀水嘴	0.15	15	0.05
	2）混合水嘴	0.15（0.10）	15	
3	洗手盆： 1）感应水嘴	0.10	15	0.05
	2）混合水嘴	0.15（0.10）	15	
4	浴盆： 1）单阀水嘴	0.20	15	0.05
	2）混合水嘴	0.24（0.20）	15	0.050~0.070
5	淋浴器：			0.05~0.10
	混合阀：	0.15（0.10）	15	
6	大便器： 1）冲洗水箱浮球阀	0.10	15	0.02
	2）延时自闭式冲洗阀	1.20	25	0.10~0.15
7	小便器： 1）手动或自动自闭式冲洗阀	0.10	15	0.05
	2）自动冲洗水箱进水阀	0.10	15	0.02
8	小便槽穿孔冲洗管（每米长）	0.05	15~20	0.05
9	净身盆冲洗水嘴	0.10（0.07）	15	0.05
10	医院倒便器	0.20	15	0.05
11	实验室化验水嘴（鹅颈）： 1）单联	0.07	15	0.02
	2）双联	0.15	15	0.02
	3）三联	0.20	15	0.02

续表

序号	给水配件名称	额定流量 (L/s)	连接管径 (mm) (公称直径)	最低工作压力 (MPa)
12	饮水器喷嘴	0.05	15	0.05
13	洒水栓	0.40~0.70	20~25	0.05~0.10
14	室内地面冲洗水嘴	0.20	15	0.05
15	家用洗衣机水嘴	0.20	15	0.05

注：1. 表中括弧内数值系在有热水供应时，单独计算冷水或热水时使用．
   2. 家用燃气热水器所需水压，按产品要求和热水供应系统最不利配水点所需工作压力确定．

§5-2 分类用水

分类用水，是指家庭用水根据不同类别，分别使用不同水质的水，这样既可确保用水的卫生和安全，又可避免"高质低用"的浪费，符合我国普通家庭用水的现实情况。

(1) 家庭生活用水结构

在我国大部分城镇，普通居民都已使用自来水，即家庭都有较完善的给水设施，家庭生活用水主要有厨房用水、人体洗浴用水、洗衣用水、冲厕用水的和洗地用水等五部分组成。其中：

①厨房用水：是家庭生活用水每天必不可少的部分，主要包括：淘米用水、洗菜用水（水果）、洗碗用水、涮锅用水、厨房清洁卫生用水等项内容。不论是城镇还是在农村，几乎每个家庭每天都需要厨房用水。

②人体洗浴用水：是家庭生活用水主要组成部分之一，

也是城镇和农村每个家庭每天必不可少的部分，主要包括：漱口、洗脸、洗头、洗手、洗脚、洗澡等项，几乎每个家庭每天都需要洗浴用水。其中洗澡用水在南方、在夏季耗水量较多，在农村、在北方在冬季洗澡的次数和用水量相对较少。

③洗衣用水：是家庭生活用水主要组成部分之一，特别在南方、在夏季每天洗衣用水量较多，在北方，在冬季洗衣用水量相对较少。但不管是南方还是北方不论是夏季还是冬季，洗衣用水是每个家庭必不可少的，城镇比农村用水多，大城市比小城市用水多。

④冲厕用水：是指家庭有完善的卫生设施情况下冲洗卫生间（厕所）的用水，也是每天必不可少的用水部分，是家庭用水量最多的部分。但在农村没有卫生设施的家庭，仅有人畜共用的粪坑，则不需要冲厕用水，若农村家庭有专用的卫生设施，则必须有冲厕用水。

⑤洗地用水：在城镇居民家庭室内地面或楼层地面均已使用装饰材料，则需拖地清洗用水，是普通家庭一项经常性的清洁卫生用水。在农村，普通家庭若对地面或楼地面有装饰的，亦需洗地用水，若地面或楼地面未装饰的则不需要洗地用水。

（2）家庭分类用水的必要性

家庭分类用水是卫生、安全用水的需要。据有关资料介绍，水中的有害物质是通过人体各部分吸收进入人体的，其中：1/3是由口腔摄入（饮用和进食），1/3在洗漱和洗浴时由皮肤吸收，1/3在洗浴时随水汽或溶胶经呼吸道吸收。显然，对家庭厨房用水和人体洗浴用水两部分的水质，要求应是最高的,这两部分的水应是通过深度处理后的优质水,或优质地下水,而不是普通自来水,如果使用自来水,则因其在氯消毒后的氯化副产物的危害,自来水输水管网和楼层水箱等二次污染,严重威胁家庭生活用水的安全,特别是家庭厨房用水和人体洗浴用水,不应受到卫生与安全方面的威胁。至于家庭洗衣用水使用普通的自来水是适宜的。冲厕用水与洗地用水的水质,比洗衣用水的标准还可更低些。

家庭分类用水是我国的国情决定的。对全国城镇而言,已大部分使用自来水,如果要对现有管网进行大规模改造,对自来水全部进行深度处理,则需要巨额投资,显然是不可能的。现在城镇的情况是,在使用自来水的同时,许多居民已使用桶装纯净水或使用净水器对自来水进行深度处理,用作家庭饮水,同时也可作为厨房用水和人体洗浴用水,而将自来水作为其他生活用水。此外,在少数经济发达的大中城市,已实施管道分质供水,完全有条件按要求实行家庭分类用水。对全国农村而言,则情况比较复杂。据调查显示,全国约有79.22%的人口饮用分散式供水,绝大部分农村还没有自来水,水质未经净化消毒处理,要改变这种状况还要经过漫长时间,但可以因地制宜,在有条件的地方,实行家庭分类用水,逐步改善生活用水水质。

(3) 家庭分类用水

根据目前我国普通家庭生活用水结构分析,宜划分为以下高、中、低三档用水:

一类高档生活用水,主要是使用对自来水或其他原水进行深度净化处理后获得的高质水,作厨房用水和人体洗浴用水,主要包括厨房每天的洗米、洗菜、涮锅、洗碗筷和厨房清洁卫生等用水，还包括每天漱口、洗脸、洗手、洗脚、洗头、洗澡等人体洗浴用水。因为上述用水与人体口腔、皮肤和呼吸道密切相关，水质的好坏直接影响人体健康，所以对上述用水水质应确保与饮水水质同等标准。据有关调查分析，普通家庭厨房用水占家庭生活总用水量的18%，人体洗浴用水则占家庭生活总水量的27%，两项合计用水占总量的45%。

二类中档生活用水，主要是使用普通自来水，或农村经过简单消毒处理的原水，作家庭洗衣用水。由于这类用水通过洗衣粉洗涤、清洗和晾晒，使用自来水或简单消毒的原水，基本符合用水的卫生和安全要求。据调查分析，普通家庭洗衣用水约占总用水量的20%，这里指的是平均情况，与生活水平、生活习惯、气候因素等有关。

三类低档生活用水，主要是使用杂质水或未经消毒处理的原水，作为家庭冲厕用水和洗地用水。由于这类用水主要是冲刷家庭厕所里的蹲便器或坐便器等卫生洁具，及擦洗地板，而且厕所冲刷次数频繁，同时定期消毒处理，所以使用水质较低的杂质水或原水能满足需要。拖地用水量不多，但次数较多。一般家庭冲厕用水约占总用水量的33%，洗地用水约占2%左右。

§5-3 重复用水

重复用水，是指家庭生活废水的重复利用，以利达到节约用水的目的。

（1）家庭生活废水的情况分析：

①对于城镇有给排水设施的家庭，其生活废水情况是：厨房用水后产生的废水，主要有洗碗、涮锅、淘米、洗菜等废水。其中、洗碗、涮锅的废水，含有大量的动植物脂肪、钠、氯、碘和醋酸等物质，其脂肪具有不可溶性，黏稠性很大，很不容易清洗掉，这部分废水属于无法再利用的污水，一般单独排放，直接进入下水道。此外，淘米、洗菜水含有米糠、菜屑外、无其他物质，一般家庭多用于冲厕。②人体洗浴用水，大部分使用香皂、肥皂、洗发液、淋浴露，洗面奶等多种化学洗涤用品，所产生的废水中主要成分是大量的汗液、污物和大量化学成分的洗涤物质，一般家庭将这些废水多数用于冲厕后，同粪便进入化粪池处理排泄。③洗衣用水主要使用洗衣粉等化学洗涤，所产生的废水是衣服、物件上的污物和大量化学洗涤物质，多数家庭用于冲厕、洗地后排入下水道。④冲厕后产生的废水因其主要成分是人粪尿，含有大量的氮、磷、钾等富营养有机物质，通过管道进入化粪池发酵后排泄；洗地后的污废水，一般用拖布吸蘸后被挤压流入便器用清水冲洗干净。冲厕和洗地后产生的污染水，是不能再利用的。

对于广大农村地区，因大部分是分散供水，有的家庭有单独的给排水设施，其生活废水与城镇基本相同，无给排水设施的家庭，其生活废水则与城镇不同，与经济条件和生活习惯有关，大多数家庭无完善的卫生设备，一般设有人畜共用的粪坑，没有专门的冲厕用水和洗地用水。但厨房用水及其废水与城镇基本相同，人体洗浴用水和洗衣用水，一般使用未经消毒的原水，产生的废水也很少使用。

（2）家庭生活废水的重复利用：

对城镇大多数使用自来水、且有完善的给排水设施的家庭,对生活废水的重复利用,已越来越被重视,特别在缺水的城镇和地区,许多家庭已自觉地部分重复利用生活废水。即使在水源充沛的南方地区,许多城乡居民住宅卫生间已有重复用水的布置,即卫生间是多功能的,便于生活废水的重复利用,这已是很普通的情况。为此,现将家庭生活废水重复利用简介如下:

①重复利用部分厨房废水。根据前述厨房废水的水质分析,因洗碗和涮锅废水含有不可溶性的脂肪及其他成分不能重复利用外,淘米、洗菜的废水无有害成分,约占厨房废水的一半,即约占用总水量的9%,可以作为冲厕用水,这部分水可贮存在卫生间(厕所)拐角处的专用桶(或水箱)内,以作冲厕或洗地备用。

②重复利用人体洗浴和洗衣的废水。因这两部分废水主要成分是汗液、少量污物和大量的化学洗涤物质,用于冲厕无害,许多家庭已是这样重复使用的。主要是将住宅卫生间作合理布置,即将厕所、淋浴、洗脸、漱口、洗衣机等集中布置在卫生间内,其中蹲便池位置最低,淋浴、洗脸、漱口和洗衣废水均能自流入便池冲洗,使用效果较好。重复利用废水冲厕,则冲厕用水可以全部节约下来,基本不再消耗自来水。同时,家庭洗地用水,也可以利用上述两部分废水或厨房部分废水。冲厕和洗地用水量占总用水量35%,是家庭生活用水最多的部分,即可全部节约。

③重复利用部分盆浴废水。许多家庭已将婴儿或小孩盆浴废水重复用于洗衣浸泡,取得较好效果。由于婴儿或小孩盆浴废水,汗液和化学洗涤物质比成人相对较少,水质不浑

浊，用于浸泡衣物可以节约用水，其清洗衣物和节水效果都较好。这部分节水量约占总用水量的5%左右。

通过上述生活废水的重复利用措施，可以节约用水总量的40%左右，可见重复用水效果显著，可以取得明显的经济效益和社会效益。

对于广大农村地区，家庭重复用水的途径很多，对于有给排水设施的农户，同样可以采取城镇的重复用水措施。对于尚未使用自来水的农户，则应因地制宜采取相应的重复用水措施，同样可以达到节约用水的目的。

为便于生活废水的重复利用，现将我国《城市杂用水水质标准》（BG/T18920—2002）列表5-5，以供城乡居民掌握使用。

§5-4 生活废水处理

一、生活废水的水质特性

生活废水，主要包括人粪便和洗涤水。生活废水的数量和成分与人们的生活状况和生活习惯有关。一般情况下，每人每天产生的生活废水量约为 $0.11 \sim 0.12 m^3$。生活废水中大部分为无毒物质，包括无机物和有机物两部分，其中无机物约占40%，为沙石和溶解盐类等；有机物约占60%，主要有蛋白质、脂肪和碳水化合物等。生活废水的水质有以下特性：

①生活废水中的氮、磷、硫含量较高、极易产生富营养化。

②生活废水中所含纤维素、淀粉、糖类、脂肪、蛋白

质、尿素、氨氮等有机物极不稳定，在分解时消耗水中大量的氧气，阻碍水、土中原有生物的生长，并在厌氧性细菌作用下，容易产生恶臭物质，对自然生态产生长期严重危害。

《城市杂用水水质标准》（BG/T18920-2000） 表5-5

序号	项目	冲厕	道路清扫消防	城市绿化	车辆冲洗	建筑施工
1	pH值	6.0~9.0				
2	色度≤	30				
3	嗅	无不快感				
4	浊度≤	5.0	10	10	5.0	20
5	溶解性总固体（mg/L）≤	1500	1500	1000	1000	—
6	五日生化须氧量（BOD5）（mg/L）≤	10	15	20	10	15
7	氨氮（mg/L）≤	10	10	20	10	20
8	阳离子表面活性剂（mg/L）≤	1.0	1.0	1.0	0.5	1.0
9	铁（mg/L）≤	0.3	—	—	0.3	—
10	锰（mg/L）≤	0.1	—	—	0.1	—
11	溶解氧（mg/L）≤	1.0				
12	余氯（mg/L）	接触30min后1.0，管网末端0.2				
13	总大肠菌群（个/L）≤	3.0				

③生活废水中含有多种寄生病原微生物（虫、卵、病毒、细菌）、易传染各种疾病。

④生活废水中含有大量洗涤剂，对人体有一定危害。

生活废水中各种污染物，若不经过净化处理而直接排入江河，将对地面、地下水源和环境，造成严重污染。对生活废水进行处理，是科学用水的重要内容，应根据城市和农村现状，分别进行处理。

二、城市生活废水无害化处理

生活废水的污染物，主要是由可生物降解的有机物构成，根据这一特点则应采取以生物处理方法为主的无害化处理系统。现就城市生活废水处理厂、城市居住小区污水处理系统和乡镇生活废水处理系统简单介绍如下：

①城市生活废水处理厂：典型的工艺流程分为两级处理，其中：一级处理是由格栅、沉砂池和初次沉淀池组成，作用是去除污废水中的固体污染物，从大块垃圾到颗粒径为数毫米的悬浮物（溶解性和非溶性），污水的BOD（生化需氧量）值去除20%~30%；二级处理系统则是核心，采用生物处理方法，主要作用是去除污废水中呈胶体和溶解状态的有机污染物（BOD和COD—化学需氧量）。通过二级处理，污水的BOD_5值可降至20~30mg/L，一般可达到排放水体和灌溉农田的要求。

②城市居住小区污水处理系统：当城市无污水处理厂或有污水处理厂但其管网未到达的居住小区，该小区则很难解决污水处理问题。传统的化粪池沉淀、厌氧发酵，对悬浮物、寄生虫卵虽有一定去除作用，但BOD_5去除率很低，且无脱氮除磷功能，不能满足环保要求。近年来，适合于居住小区的小型污水处理站、污水处理设备的技术，已开发应用。其中厌氧生物滤池是一种较好的处理工艺，它是一种内装有填料作为微生物载体的厌氧生物膜法处理装置，它不耗

能，造价低，管理简单，无噪声，无异味，出水水质好，运作效果稳定，设于地下不占地的污水处理站，地面可绿化，具有很好的发展前景。

③乡镇生活废水处理系统：在乡镇建成排水系统后，可用常规的二级处理技术，处理生活污废水，比较成熟的技术有：二段曝气法，氧化沟处理系统，污水稳定塘，序批式活性污泥法，厌氧水解/好氧生物处理工艺等。经过这些系统处理后，宜再经过土地处理系统回用，不回用的可排放。

三、农村生活废水资源化利用

①生活废水，不仅是宝贵的水资源，而且是重要的肥源。专家指出农田是巨大高效的生活废水的"处理器"，科学合理地利用农田灌溉净化生活废水。在实施过程中，做好土壤、地下水和作物检测，调节废水的水质和水量，确保污染物负荷不超过农田生态系统的净化能力，才能维持其永续利用。

②在有条件的地方，适当发展人工湿地水生态系统，利用"生物塘"种植水生植物、养鱼等，如种植茭瓜的"湖塘"、种植莲藕、菱角的"藕塘"、养鱼和水藻的"池塘"等，形成植物链，以消耗生活废水中的有机质，使生活废水净化，同时收获大量水产品和耐水植物产品，可以获得显著的经济效益和社会效益。

③利用生活废水，发展生物能——沼气。根据我国广大农村大部分还没有完整的给排水设施的实际情况，家庭使用人畜共用的粪坑较多，应充分利用这一有利条件，重点发展农村沼气，既可以高效、廉价处理生活污废水，而且"变废为宝"，将人畜粪便、作物秸秆等有机物质沼气发酵，转换

为清洁干净的沼气,以解决农村能源问题,同时还可获得优质肥料和腐殖质。这项农村生活废水资源化利用工程,具有巨大的发展前景,是科学用水、保护生态环境的重大举措,有重大的开发利用价值和深远意义。(因篇幅有限从略。)

第六章 农村改水——微型自来水

从全国饮用水调查得知，我国有近10亿人口（占总人口79.22%）在饮用分散水源，其中绝大部分在农村。除少数农村已使用自来水外，大部分农村分散水源未经消毒处理，其水质很差。因此，须对农村饮用水进行改造。针对农村饮用水水源分散的特点，宜分散修建微型自来水，以改造落后的取水方式，改变农村生活饮用水条件。为此，特编写了本章内容，供农村朋友参考。

§6-1 自来水的特性

自来水，并非像它的名字那样"自己来的"，而是经过一整套给水系统处理和"施压"，是被"压"出来的，它是来之不易的水。据查，于1804年在英国苏格兰建立了世界第一座自来水厂，从此以后自来水进入了千家万户。自来水是由取水、水处理、泵站、输水管网和调节构筑物等组成的给水系统，是保障城镇生活、生产、消防和环境用水的供水系统，其任务就是从水源取水，按照用户对水质的要求进行水处理，再将合格的水输送到用户。

显然，给水系统提供的自来水，并不是天然水，但它又是以天然水为水源的，例如天然的江河水、湖泊水、水库水、地下水等，均可作为它的取水水源。自来水是卫生的水，是用管道输送的有压水，是具有多种使用功能的水。而天然的原水，则不具备这些特点。

（1）自来水是卫生的水。它是指自来水水质符合国家规定的卫生标准，其中，对生活饮用水的水质主要控制指标有35项，详见第二章表2-2《生活饮用水水质标准》和表2-3《农村生活饮用水水质分级要求》。天然水的水质很复杂，很不稳定，特别是地表水，其水质大都不符合国家规定的卫生标准，有些未受污染的地下水水质，是很好的水源，但未经检验也不宜随意使用。

（2）自来水是有压水，它是指天然水经过给水系统水处理后，对其"施压"，即利用加压泵、调节构筑物或利用地形天然高差，使水质合格的水获得压能，通过管道输送到千家万户。为什么要给水"施压"呢？因为水是无固定形状的液体，其体积被视为不可压缩的，当水体受压后，即可获得运动的能量，通过封闭的管道，水体便可源源不断地被输送到目的地，给用户带来极大的便利。天然水源则处于无压状态，不能按照人们的意志进入千家万户。在没有自来水的地方，人们只能用肩挑、手提、人背、马驼等原始方法取水，取用水都非常困难。自来水是有压水，必须用管道来输送，若没有管道，水压也会自然消失，那就不是自来水。

（3）自来水是具有多种使用功能的水。它是指经给水系统处理和加压后，利用管网被源源不断地输送出去，使用价值发生了根本性的变化，远远超过了天然水的原有价值，主要体现在自来水的使用功能上。在现代社会里，自来水不仅供人们生活饮用，而且供人们洗澡、洗衣、洗涤、冲厕、消防等日常生活使用，由于它是有压的卫生水，它与现代设施配套，实现家庭生活用水"自动化"，例如：全自动洗衣机，自动喷淋洗澡、自动冲厕所等。如果使用未经处理和加压的天然水，具有自动化功能的生活器具、卫生设施则无法使用，人们的日常生活将倒退回到过去的状态，若现代工业、现代农业、城市没有自来水，靠人力、畜力、车辆运水，这座城市就会出现"水荒"，就会变成一座"臭"城、"死"城。总之，自来水在现代社会里，占据十分重要地位。

饮用水是一个普通家庭的最基本的生活条件。在城镇已普遍使用了自来水，已具备最基本的生活条件。但在我国广大农村，现阶段大部分还没有普及自来水，农村居民生活饮用水还存在诸多问题：①生活饮用水的水质差，许多农村居民饮用水源，从祖先开始饮用流传至今，但从未经过水质检验，是否符合国家饮用水标准，谁也搞不清楚。大部分农村饮用水未经消毒处理。②农村居民大部分取水方式还处于原始状态，除经济较发达的部分农村外，大部分农村居民还在使用原始的世代相传的肩挑、手提、人背、马驼的运水方式，还没有结束几千年来"挑水吃"的历史。③农村居民生活饮用水标准很低。在经济发达的农村，已使用自来水，和城镇用水标准相同，除此之外大部分农村居民用水量还很少，约占城镇居民生活用水量的$1/5 \sim 1/4$。农村普及推广自来水，则农村居民生活饮用水将会显著改善和提高。

§6-2 独家自来水

独家自来水,是农村居民单家独户修建的自来水,是以一户独立的小给水系统。其水源水质经处理后,必须符合表2-2、2-5的要求。它工程虽小,内容俱全。独家自来水,大部分是以地下水为水源的,以自家独立的水井居多,是农村朋友喜用的家庭微型自来水。它适用于水源离家较近、或自家有独立的水井的居民使用,也适用于居住分散的农户修建的自来水。其用水仅为一户,约10人左右,日供水量小于$2m^3/d$(立方米/日)。根据水泵取水安装形式的不同,可分为微型泵自来水、浮体泵自来水和室内增压供水等三种类型。现分别通过举例方式,介绍这三种自来水的组成和技术要点。

一、微型泵自来水

微型泵自来水,是以浅层地下水为水源的,采用小管井取水,使用微型电泵抽水至室内高位蓄水池,以供家庭用水。

由于农村微型自来水,大部分以地下水为水源,其水质处理是在取水之后进行的,即对室内蓄水池的储水,使用水质处理器进行水质处理,详见本节(五)"水质处理"。处理后的水,应煮沸供生活饮用;未经处理的水,可供洗衣、洗浴和其他卫生清洗之用,实施分类用水。对于以地表水为水源的,则应使用简单沉淀、过滤方法净化后,再使用水质处理器进行水质处理(同上)。

例:某地农村有一户居民,8口之家,经探明,其家门

第六章 农村改水——微型自来水

口地下水位较高,原计划打一口手压泵井,井径100mm(毫米),井深10m(米),井口至家门口约10m。现该户改变计划,决定修建自家的自来水,经测量吸水管长3m,井水面至地面垂直高度3m,室内管道布置至二楼蓄水池共长20m,地面至蓄水池高3.5m,室内有220V单相电源,现需修建自来水送水入户。(见图6-1)

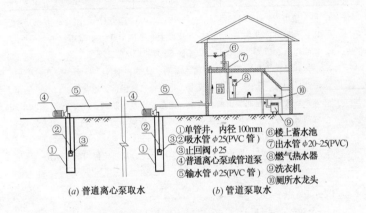

图6-1 微型泵自来水安装图

居民生活用水定额和综合生活用水定额(L/人·d) 表6-1

居民生活用水定额	城市规模 用水情况 分区	特大城市		大城市		中、小城市	
		最高日	平均日	最高日	平均日	最高日	平均日
	一	180~270	140~210	160~250	120~190	140~230	100~170
	二	140~200	110~160	120~180	90~140	100~160	70~120
	三	140~180	110~150	120~160	90~130	100~140	70~110

续表

综合生活用水定额	城市规模 用水情况 分区	特大城市		大城市		中、小城市	
		最高日	平均日	最高日	平均日	最高日	平均日
	一	260~410	210~340	240~390	190~310	220~370	170~280
	二	190~280	150~240	170~260	130~210	150~240	110~180
	三	170~270	140~230	150~250	120~200	130~230	100~170

注：1. 特大城市指：市区和近郊区非农业人口100万及以上的城市；大城市指：市区和近郊区非农业人口50万及以上，不满100万的城市；中、小城市指：市区和近郊区非农业人口不满50万的城市；

2. 一区包括：贵州、四川、湖北、湖南、江西、浙江、福建、广东、广西、海南、上海、云南、江苏、安徽、重庆；二区包括：黑龙江、吉林、辽宁、北京、天津、河北、山西、河南、山东、宁夏、陕西、内蒙古河套以东和甘肃黄河以东的地区；三区包括：新疆、青海、西藏、内蒙古河套以西和甘肃黄河以西的地区。

3. 经济开发区和特区城市，根据用水实际情况，用水定额可酌情增加。

技术要点：

1. 水源：经抽水试验，该水井水位稳定，其出水量充沛，可作为自来水的水源。

2. 取水构筑物：根据该户情况，参照第一章表1-4，"地下水源取水构筑物一览表"，选用单管井形式，井管采用PVC工程塑料管，内径采用$\phi 100$（mm），不用机头，参照第一章图1-2（1）结构，管井深采用10m，井口地面用C15混凝土找平，厚10cm（厘米），以防地面水渗入地下，井管下部含水层部位2m长度钻孔，孔径$\phi 10$（mm），孔呈梅花形布置，间距10cm，钻孔管段及管底外包滤水土工布，以防砂粒漏进管内。

3. 用水量：

由于自来水的水泵等设备的选择，要根据供水量来决定，而供水量的大小取决于用户的用水量多少，所以必须计算该户的用水量。

该户最高日用水量计算可按公式 $Q_d = \dfrac{Nq}{1000}$（m³/d，立方米/日）

式中　N——用水人数，已知 $N = 8$ 人；

　　　q——最高日用水定额，查表 6-1，该户地处贵州地区，应属表内"一"区。最高日用水定额 $q = 180$ L/人·d（升/人·日）

∴ 最高日用水量：$Q_d = \dfrac{Nq}{1000} = \dfrac{8 \times 180}{1000} = 1.44$（m³/d）

该户考虑每天抽水时间 $T = 1$h，

则，水泵设计流量：$Q_r = \alpha \dfrac{Q_d}{T}$，

式中　α——附加系数，$\alpha = 1.05 \sim 1.10$，本处取 $\alpha = 1.05$

$Q_d = 1.44$ m³/d，$T = 1$ 小时，则

$Q_r = 1.05 \times \dfrac{1.44}{1} = 1.5$（m³/h，立方米/时）

$ = 0.42$（L/s，升/秒）

4. 管径：

管径的计算按以下公式：

$$D = \sqrt{\dfrac{4Q}{\pi ve}}$$

式中　Q 为水泵设计流量（输水流量），即 $Q = Q_r = 1.5$ m³/h $= 0.0004$ m³/s。

ve 为经济流速,根据经验,管径 $D=100\sim400$mm 时,$ve=0.6\sim0.9$m/s,

$D\geqslant400$mm 时,$ve=0.9\sim1.4$m/s,本处取 $ve=0.8$m/s.

∴管径 $D=0.0252$(m)$=25$mm。$\phi25$(mm),并选用 PVC 工程塑料管。

5. 扬程:水泵设计扬程计算公式:$H=H_{ss}+H_{sd}+\sum_{hs}+\sum_{hd}+h$

式中:①H_{ss}:为吸水高度(m),本处为卧式安装水泵(泵轴水平),其 H_{ss} 是从泵轴线至取水水井水面的垂直高度,已知 $H_{ss}=3.0$m;②H_{sd}:为输水高度(m),即从泵轴线至该户二楼蓄水池水面的垂直高度,已知 $H_{sd}=3.5$m;③$\sum_{hs}$、$\sum_{hd}$:为吸水管路和输水管路的水头损失,应根据已知吸水管长 3m、输水管室内外管长 30m,二者总计长 33m,同时根据设计流量 1.5m^3/h 即 0.42L/s,和管径 $\phi25$,查表 6-5(塑料管)得沿程水头损失 $=6.3$ m(即每 100m 之损失值 6.3m),实有管长 33 m,则实际沿程水头损失 $\sum_{hs}=\frac{33}{100}\times6.3=2.1$m;局部水头损失 $\sum_{hd}$ 按沿程损失 15% 考虑,则 $\sum_{hs}+\sum_{hd}=2.1\times1.15=2.42$(m);④$h$:为自由水头(预留裕度),一般考虑 $h=2\sim4$m,该处取 $h=2$m,

∴总扬程 $H=H_{ss}+H_{sd}+\sum_{hs}+\sum_{hd}+h$
$=3.0+3.5+2.42+2=10.92$(m)

6. 水泵机组的选择:据 $Q_r=1.5$m^3/h 和 $H=10.92$m,表 6-7,DB 系列微型清水泵一览表,查得水泵型号为 IDB35,220V 单相电源,电机功率 330W(瓦),吸程 $6\sim8$ m,流量 $0.3\sim2.4$m^3/h,扬程 $32\sim5$ m。

7. 蓄水池：它是调节构筑物，其作用既可储水，又可调节水量和水压。用户可在首层厨房、卫生间、厕所间获得稳定的水量和水压。它可设在楼上、屋顶或墙上，若设在屋顶或楼上，可用砖砌或浇混凝土，可在外加工或购置成套水箱。该户在二楼用砖砌蓄水池，内外用防水水泥砂浆批档、抹面防水。其容量按供水人数的日供水量确定。本处8口之家，最高日用水量为 $1.5 m^3/d$，可按该容量修建。但墙上水箱应按外购成套设备选购（容积较小）。

8. 安装图：详见图6-1。

二、浮体泵自来水

浮体泵自来水与微型泵自来水基本相同，但二者区别是：①水井的水位不同，后者的水井水位稳定，变幅不超过水泵吸程，而前者的水位不稳定，变幅较大，枯水期井水位低于水泵吸程，致使地面安装的水泵无法正常工作；②水泵安装不同，后者安装在井口地面，而前者水泵安装在井水面浮筒内，以适应水位变化时水泵能正常工作；③井管不同，后者取水的井管内径中 $\phi 100$ （mm）。而前者取水的井管内径为 $\phi 250 \sim 300$ （mm）。现举例如下：

例：用户8口之家，其家门口地下水位变幅大，雨季水位高，冬季（枯水期）水位低，变幅超过10m，且水质经化验不合格，需进行消毒处理，处理情况均同前例。（见图6-2）

修建自来水技术要点：

1. 水源：水质处理见（五）。因水源水位变化幅度超过10m，应采用"浮体泵自来水"取水。

2. 取水构筑物：参照第一章§1-4节地下水源取水，井管采用PVC塑料管，本处取 $\phi 250$，井管深10m，管底含水层段（2m）钻孔透水，与前例相同。

3. 用水量：同前例，$Q_r = 1.5 m^3/h = 0.42 L/s$。

4. 管径：同前例方法管径均取 $\phi 25$ PVC 塑料管，其中：在水泵出口需安装 $\phi 25$ 长 10m 输水（PVC）软管，以适应水位升降变化，软管出口与地面硬 PVC 管连接。

5. 扬程：同前例计算。但本处水泵出口增加 10m 软管，即输水管总长为 43m。据 $Q_Y = 1.5 m^3/h$ 和管径 $\phi 25$，内插计算得总扬程 $H = 18.6$（m）

6. 水泵机组选择：根据 $Q_r = 1.5 m^3/h$ 和 $H = 18.6m$ 查表 6-7，得水泵型号与前例相同。

但因水井水位不稳定，若地面安装水泵，水位变幅 > 水泵吸程，所以必须采用水面浮体泵安装，为使浮体的体积更小些，故据 Q_r 和 H 查表 6-8，使用管道泵 SCP—180A，功率 180W（瓦），220V 单相电源，扬程 20~25m，流量 2 m^3/h，进出口管径为 $\phi 25$（吸程 6~8m）。

7. 浮筒结构：详见图 6-2。

浮筒是浮体泵工作的关键设备。①浮筒内径 $\phi 200~250$，本处取 $\phi 200$，用 PVC 管加工（也可用钢管加工）；②底部密封；③顶部设盖，预留孔穿出水管和电线，穿管孔径取 $\phi 30$，电线孔 $\phi 20$；④选用管道泵体积较小，卧式安装在筒底部，泵吸水管口伸出筒侧壁，并用橡胶垫紧固密封防漏；⑤管道泵出水管接竖向输水管（$\phi 25$ PVC 硬管），并伸出顶盖 20cm（厘米），再接 PVC 软管（约 5~10m）至室内，再与室内 PVC 硬管连接、室内管线布置、衔接同前例（略）。

浮筒高 H 计算：$H = h + 0.2 (m)$

第六章 农村改水——微型自来水

$$h = \frac{G}{785 d^2} \text{ (m)}$$

式中：H 为浮筒高度（m），h 为浮筒吃水深度（m），G 为浮筒、水泵机组和管道总重量（kg 公斤），d 为浮筒内径（m），本处 $d = 200\text{mm} = 0.2\text{m}$，水泵机组和浮筒、管道总量 $G = 15\text{kg}$，计算 $h = 0.48\text{m}$，浮筒总高度 $H = 0.68\text{m}$。浮筒计算参考表见表 6-2，可根据已知的 G 查此表得 h 和 H，$d = 200\text{mm}$。

浮筒计算参考表 表 6-2

G (kg)	h (m)	H (m)	G (kg)	h (m)	H (m)	G (kg)	h (m)	H (m)
5	0.16	0.36	20	0.64	0.84	40	1.28	1.48
10	0.32	0.52	25	0.80	1.00	45	1.43	1.68
15	0.48	0.68	30	0.96	1.16	50	1.58	1.78

G：水泵机组、浮筒、管道总重量（公斤，kg）$d = 200\text{mm}$

8. 蓄水池：同前例。

9. 安装图：见图 6-2。

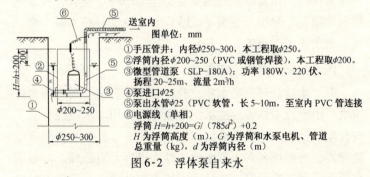

图 6-2 浮体泵自来水

三、室内增压供水

室内增压供水，是一种改进型的农村自来水。即原有水压管井不变;人力取水,在室内蓄水池存,再使用增压泵将蓄水池内的无压水升压变成有压水,供淋浴、洗衣、冲厕之用。它简单易行,造价低,有一定实用性。详见图6-3。

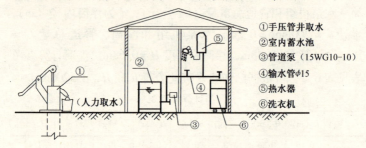

① 手压管井取水
② 室内蓄水池
③ 管道泵(15WG10-10)
④ 输水管 φ15
⑤ 热水器
⑥ 洗衣机

图6-3 室内增压供水

同前例,8口之家,日用水量 $1.5\ m^3/d$,根据燃气热水器最低水压>0.03MPa的要求,查表6-8选用一台微型管道泵,型号15WG12,流量 $1.0m^3/h$,扬程12m,功率60W,重量<10kg。在蓄水池外侧安装1根φ15PVC硬管,接装选用的管道泵,泵出口接装φ15PVC管,分别与热水器、洗衣机、厕所连通,见图6-3所示。

四、独家自来水主要参数:详见表6-3,供使用参考。

五、水质处理: 经水质化验,若水质合格,则可作为饮用水,但不宜生饮,应煮沸消毒后才能饮用。水质经化验不符合生活饮用水卫生标准,应根据第三章§3-2节使用水质处理器,对微型自来水蓄水池的储水进行水质处理。即根据水源水质存在的问题,选择适用的水质处理器。一般农村原水的水处理,可选表3-2(4)①②③④即除菌消毒功能净水器,比较适用。

表 6-3 独泵自来水一览表

序号	取水泵名称	水源 类型	水源 水质	水源 水位变化	取水构筑物	水泵、电机 水泵型号性能	水泵、电机 电机功率(W)	吸水管 管径(mm)	吸水管 管长(m)	输水管 管径(mm)	输水管 管长(m)	蓄水池(或水箱) 离地面高(m)	蓄水池(或水箱) 容量(m³)	蓄水池(或水箱) 墙上水箱(升)	适用条件
1	微型泵(普通离心泵、管道泵)	浅层地下水	符合要求	稳定水位深<5m	手压管井内径100mm	微型电泵 IDB35型流量 0.3~2.4m³/h，扬程32~5m. 吸水扬程6~8m	330	φ25	8	φ25	据现场定	≥3.5	≥1.0	300~500	①用水人数5~10人 ②水井水位变幅<8m ③水质合格 ④220伏单相电源
2	浮体泵	浅层地下水	符合要求	不稳定	手压管井内径φ250~300	管道泵 SCP-180A流量2m³/h，扬程20~25m，浮筒 $d=$ 200mm，高 $H=0.68m$	180	吸口 φ25	—		据现场定	≥3.5	≥1.0	300~500	①用水人数5~10人 ②水井水位变幅>8m ③④同微型泵取水 ⑤使用浮体泵

续表

序号	取水泵名称	水源			取水构筑物	水泵、电机		吸水管		输水管		蓄水池(或水箱)		墙上水箱(升)	适用条件
		类型	水质	水位变化		水泵型号性能	电机功率(W)	管径(mm)	管长(m)	管径(mm)	管长(m)	离地面高(m)	容量(m³)		
3	室外人力取水，室内增压供水	浅层地下水	符合要求		同1	室内手压管井取水室内增压管道泵 15WG12	60	φ15	—	—	—	室内地面水池	≥1.0	—	①②③④同微型泵取水 ⑤室外人力取水，室内增压供水

§6-3 联户自来水

联户自来水,是由若干户居民联合建的自来水,形成较小范围的给水系统,供水规模不大。联户自来水通常以地下水为水源,以大口井、渗渠、管井等取水居多。水质一般符合国家生活饮用水卫生标准。由于供水规模很小,通常采用直接供水方式,每天集中抽水,各户分散修建蓄水池蓄水,由于各地条件不同,应由专业部门进行规划设计,本节从略。

管道水力计算参考表

管径(mm)	1	2	4	6	8	10				
									流 量 (L/S)	
25	3.27	13								
38	3.5	14	15				15	20		
50	0.8	3.1	13	29				25	30	
65		0.8	32	7.1	13	20				40
75		0.4	1.6	3.3	5.9	9.6	21.6			
100			0.4	0.8	1.3	2.1	6.8	8.6	13	19.4
125			0.23	0.4	0.63	1.3	2.7	4.1	5.9	10.7
150				0.16	0.26	0.58	1.1	1.6	2.3	4.2
175					0.11	0.27	0.5	0.74	1.05	1.9
200						0.13	0.26	0.37	0.53	0.93
250							0.07	0.12	0.18	0.3
300									0.07	0.12

$d = 20$mm，$Q = 0.56$L/s（$2m^3/h$）．100m 直管损失 4.7m．$v = 1.8$m/s。

阀及弯管折合直管长度（每个）

种　类	折合直管直径倍数	备　注
全开闸阀	12	未畅开加倍
标准弯管	25	
逆止阀	100	
底阀	100	部分堵塞加倍

注：例如：100mm 直径管，底阀折 100 倍直径等于 $100 \times 100 = 10000$mm $= 10$m 直管长度，假定流量为 8L/s 查上表，直管每 100m 损失 1.3m，则 10m 损失 0.13，即一个 100mm 底阀，流量为 8L/s 时，则损失扬程 0.13m。

（沿程损失）（新铸铁管）　　　　　　　　　表 6-4

直管磨擦损失简表（供估计用）

管 100m 直管损失米数以新铸铁

管为标准，旧管加倍。

50												
	60	70										
			80	90								
					100	110						
6.4	9.4						120	130				
2.9	4.3	5.8	7.7	9.6					140	160		
1.5	2.1	2.9	3.7	4.7	6.1	7.2	8.5				180	200
0.48	0.68	0.93	1.2	1.5	1.9	2.3	2.8	3.3	3.7	4.9	5.2	
0.19	0.27	0.37	0.49	0.6	0.96	0.9	1.1	1.3	1.5	2	2.4	3

一定管路直径之最大流量限制

管路直径 （mm）	最大流量 （L/S）	最大流速 （m/s）	管路直径 （mm）	最大流量 （L/S）	最大流速 （m/s）
20	0.56	1.8			
25	1	2.04	125	30.0	2.44
38	2.5	1.69	150	43.0	2.45
50	4.17	2.12	175	60.0	2.49
65	6.67	2.01	200	83.3	2.69
75	10.0	2.26	250	133.3	2.72
100	18.4	2.33	300	192.0	2.71

超过此限使管路损失显著增加

表 6-5

塑料管（PVC管）水力计算参考表（$S=150$ 沿程摩擦系数）
（每100m沿程损失 m）

流量		管内径（mm）										
(m^3/h)	(L/s)	20	25	32	38	50	65	75	80	100	125	150	200
1	0.28	1.31											
3	0.83		12.51	3.78	1.64	0.43	0.12						
4	1.11		21.31	6.4	2.79	0.73	0.2	0.1					
5	1.39		32.21	9.68	4.21	1.1	0.31	0.15	0.11				
6	1.67			13.57	5.9	1.54	0.43	0.21	0.16				
7	1.94			18.05	7.85	2.05	0.57	0.28	0.21				
8	2.22			23.11	10.05	2.63	0.73	0.36	0.27	0.09			
9	2.5			28.75	12.5	3.27	0.91	0.45	0.33	0.11			
10	2.78			34.94	15.2	3.94	1.11	0.55	0.4	0.14			
12	3.33				21.3	5.57	1.55	0.77	0.56	0.19			
14	3.89				28.34	7.41	2.07	1.03	0.75	0.25	0.09		
16	4.45				36.29	9.49	2.64	1.28	0.96	0.32	0.11		
18	5					11.8	3.33	1.64	1.2	0.4	0.14		
20	5.56					14.35	4	1.99	1.45	0.49	0.17		

续表

流量		管内径（mm）											
(m³/h)	(L/s)	20	25	32	38	50	65	75	80	100	125	150	200
25	6.94					21.69	6.04	3.01	2.2	0.74	0.25	0.1	
30	8.33						8.47	4.22	3.08	1.04	0.35	0.14	
35	9.72						11.27	5.61	4.1	1.38	0.47	0.19	
40	11.1						14.43	7.19	5.25	1.77	0.6	0.25	
45	12.5						17.95	8.94	6.33	2.2	0.74	0.31	
50	13.9						21.82	10.86	7.93	2.68	0.9	0.37	0.09
60	16.7							15.23	11.12	3.75	1.27	0.52	0.13
70	19.4							20.26	14.79	4.99	1.68	0.69	0.17
80	22.2							25.94	18.94	6.39	2.16	0.89	0.22
90	25							32.27	23.56	7.95	2.68	1.1	0.27
100	27.8									9.66	3.26	1.34	0.33
150	41.7									20.47	6.9	2.84	0.7
200	55.6										11.76	4.84	1.2
250	69.4										17.78	7.32	1.8
300	83.3											10.25	2.5

表6-6 微型电泵一览表(广东肇庆华南水泵厂)

系列	型号 电机	型号 水泵	配用电动机参数 功率(V)	配用电动机参数 转速(r/min)	配用电动机参数 电压(V)	配用电动机参数 频率(Hz)	配用电动机参数 电容量(μF/V)	水泵参数 流量(m³/h)	水泵参数 扬程(m)	水泵参数 吸程(m)	水泵参数 进出水管径(mm)	外形尺寸(mm) 长	外形尺寸(mm) 宽	外形尺寸(mm) 高	重量(kg)
DB系列普通清水泵	YYB6332	DB35	335	2800	220	50	10/450	2.4	35	6-8	25	256	145	156	7.5
	YYB7122	DB45	550	2800	220	50	13/450	3	45	6-8	25	292	155	176	9.5
	YYB7142	DB65	750	2800	220	50	20/450	3	65	6-8	25	285	165	245	11
DBZ自吸清水泵	YYB6332	DBZ35	335	2800	220	50	10/450	2.4	35	6-8	25	256	160	210	8.5
	YYB7122	DBZ45	550	2800	220	50	13/450	3	45	6-8	25	260	175	295	10.5
	YYB7142	DBZ65	750	2800	220	50	20/450	3	65	6-8	25	285	165	245	12
DK系列泵	YYB6332	1DK14	335	2800	220	50	10/450	7.5	13	7	25	280	150	180	8
	YYB7122	1DK20	550	2800	220	50	13/450	9	20	6-8	25	295	155	176	12
	YYB7142	1.5DK20	750	2800	220	50	20/450	15	20	6-8	40	300	155	180	12.5
ZX自吸泵	YYB6332	1ZX14	335	2800	220	50	10/450	7	14	6	25	310	133	298	10
JET系列深井泵	YYB7122	JET60	460	2800	220	50	13/450	2.4	35	10	25	460	210	220	21
	YYB7132	JET80	600	2800	220	50	15/450	3	38	10	25	460	210	220	21.5
	YYB7142	JET100	750	2800	220	50	20/450	3.6	42	10	25	460	210	220	22
	YYB7142	JET150	1000	2800	220	50	20/450	4	55	15	25	460	210	220	23

第六章 农村改水——微型自来水

表 6-7 DB 系列微型清水泵（旋涡式）一览表（广东阳春市凌云牌）

单项 220V50HZ	三相 380V50HZ	功率 kW	功率 Hp	吸程 H_s (m)	口径 入口 (吋)	口径 出口 (吋)	流量 Q L/min（分）							
							5	10	20	30	40	50	60
							(m³/h)							
							0.3	0.6	1.2	1.8	2.4	3	3.6
							扬程 H (m)							
IDB35	IDB355	0.33	0.5	6~8	1	1	32	30	19	10	5		
IZDB35	IZDB355	0.33	0.5	6~8	1	1	32	30	19	10	5		
IDB45	IDB455	0.55	0.75	6~8	1	1	42	38	29	20	12	6	
IZDB45	IZDB455	0.55	0.75	6~8	1	1	42	38	29	20	12	6	
IDB65	IDB655	0.75	1.0	6~8	1	1	63	60	46	31	16	6	
IZDB65	IZDB655	0.75	1.0	6~8	1	1	63	60	46	31	16	6	

表 6-8 管道泵（WG 型、SCP 型）一览表

系列型号	功率 (kW)	电压 (V)	扬程 (m)	吸程 (m)	流量 (m³/h)	口径 (mm)	重量 (kg)
15WG-16	0.12	220	16	3~4	1.4	15/20	<10
15WG-12	0.06	220	12	3~4	1.0	15/20	<10
SCP-180A	0.18	220	20~25	6~8	2.0	25	<15
SCP-180A	0.37	220	30~35	6~8	3.5	32	<15
SCP180A 自动	0.18	220	20~25	6~8	2.0	25	<15
SCP750A 自动	0.75	220	25~40	8~10	3.5	25	<15

表 6-9 管道泵一览表（IRG、ISG 型）

型号	流量 Q (m³/h)	流量 Q L/s	扬程 (m)	效率 (%)	转速 (r/min)	电机功率 (kW)	必需汽蚀余量 (NPSH) r	重量 (kg)	外形尺寸 L	外形尺寸 B	外形尺寸 H	外形尺寸 $C_1 \times B_1$
15-80	1.1	0.3	8.5	26	2800	0.18	2.3	17	180	160	340	75×100
	1.5	0.42	8.0	34								
	2.0	0.55	7.0	34								
20-110	1.8	0.5	16	25	2800	0.37	2.3	25	260	230	405	80×110
	2.5	0.69	15	34								
	3.3	0.91	13.5	35								
20-160	1.8	0.5	33	19	2900	0.75	2.3	29	300	230	420	90×130
	2.5	0.69	32	25								
	3.3	0.91	30	23								
25-110	2.8	0.78	16	34	2900	0.55	2.3	26	260	230	415	80×110
	4.0	1.11	15	42								
	5.2	1.44	13.5	41								
25-125	2.8	0.78	20.6	28	2900	0.75	2.3	28	260	230	435	80×110
	4.0	1.11	20	36								
	5.2	1.44	18	35								

第六章 农村改水——微型自来水

续表

型号	流量 Q (m³/h)	流量 Q (L/s)	扬程 (m)	效率 (%)	转速 (r/min)	电机功率 (kW)	必需汽蚀余量 (NPSH) r	重量 (kg)	外形尺寸 L	外形尺寸 B	外形尺寸 H	外形尺寸 $C_1 \times B_1$
25-125A	2.5	0.69	17	35	2900	0.55	2.3	27	260	230	435	80×110
	3.6	1.0	16									
	4.6	1.28	14.4									
25-160	2.8	0.78	33	24	2900	1.5	2.3	39	300	270	430	90×130
	4.0	1.11	32	32								
	5.2	1.44	30	33								
25-160A	2.6	0.12	29		2900	1.1	2.3	34	300	270	415	90×130
	3.7	1.03	28	31								
	4.9	1.36	26									
32-100 (I)	4.4	1.22	13.2	48	2900	0.75	2.0	32	260	230	445	100×150
	6.3	1.75	12.5	54								
	8.3	2.32	11.3	53								
32-125	3.5	0.97	22	40	2900	0.75	2.3	28	260	230	435	93×130
	5.0	1.39	20	44								
	6.5	1.8	18	42								

附录 A 生活饮用水水质卫生规范
(卫法监发 [2001] 161 号)

1. 范围

本规范规定了生活饮用水和水源水质卫生要求。

本规范适用于城市生活饮用集中式供水(包括自建集中式供水)及二次供水。

2. 引用标准

生活饮用水检验方法规范(2000)

二次供水设施卫生规范(GB 17051—1997)

WHO Guidelines for Drinking Water Quality 1993

WHO Guidelines for Drinking Water Quality Addendum to Volume 2 1998

3. 定义

3.1 生活饮用水 由集中式供水单位直接供给居民作为饮水和生活用水,该水的水质必须确保居民终生饮用安全。

3.2 城市 国家按行政建制设立的直辖市、市、镇。

3.3 集中式供水 由水源集中取水,经统一净化处理和消毒后,由输水管网送到用户的供水方式。

3.4 自建集中式供水 除城建部门建设的各级自来水厂外,由各单位自建的集中式供水方式。

3.5 二次供水 用水单位将来自城市集中式供水系统的生活饮用水经储存或再处理(如过滤、软化、矿化、消毒

附录A 生活饮用水水质卫生规范

等）后，经管道输送给用户的供水方式。

4. 生活饮用水水质卫生要求

4.1 生活饮用水水质应符合下列基本要求

4.1.1 水中不得含有病原微生物。

4.1.2 水中所含化学物质及放射性物质不得危害人体健康。

4.1.3 水的感官性状良好。

4.2 生活饮用水水质规定

生活饮用水水质常规检验项目

生活饮用水水质常规检验项目及限值见表1，表中：

① NTU 为散射浊度单位。

② 特殊情况包括水源限制等情况。

③ CFU 为菌落形成单位。

④ 放射性指标规定的数值不是限值，而是参考水平。放射性指标超过表中所规定的数值时，必须进行核素分析和评价，以决定能否饮用。

生活饮用水水质常规检验项目及限值　　　　表1

项　　目	限　　值
感官性状和一般化学指标色	色度不超过15度，并不得呈现其他异色
浑浊度	不超过1度（NTU），特殊情况下不超过5度（NTU）
嗅和味	不得有异臭、异味
肉眼可见物	不得含有
pH 值	6.5～8.5
总硬度（以 $CaCO_3$ 计）	450mg/L

续表

项 目	限 值
铝	0.2mg/L
铁	0.3mg/L
锰	0.1mg/L
铜	1.0mg/L
锌	1.0mg/L
挥发酚类（以苯酚计）	0.002mg/L
阴离子合成洗涤剂	0.3mg/L
硫酸盐	250mg/L
氯化物	250mg/L
溶解性总固体	1000mg/L
耗氧量（以 O_2 计）	3mg/L，特殊情况下不超过5mg/L
毒理学指标	
砷	0.05mg/L
镉	0.005mg/L
铬（六价）	0.05mg/L
氰化物	0.05mg/L
氟化物	1.0mg/L
铅	0.01mg/L
汞	0.001mg/L
硝酸盐（以 N 计）	20mg/L
硒	0.01mg/L
四氯化碳	0.002mg/L
氯仿	0.06mg/L
细菌学指标	
细菌总数	100CFU/ml
总大肠菌群	每100ml水样中不得检出

续表

项　目	限　值
粪大肠菌群	每 100mL 水样中不得检出
游离余氯	在与水接触 30min 后应不低于 0.3mg/L，管网末梢水不应低于 0.05mg/L（适用于加氯消毒）
放射性指标	
总 α 射线放射性	0.5Bq/L
总 β 射线放射性	1Bq/L

4.2.1 生活饮用水水质非常规检验项目

生活饮用水水质非常规检验项目及限值见表 2：

生活饮用水水质非常规检验项目及限值　　表 2

项　目	限值	项　目	限　值
感官性状和一般化学指标		微囊藻毒素-LR	0.001mg/L
硫化物	0.02mg/L	甲草胺	0.02mg/L
钠	200mg/L	灭草松	0.3mg/L
毒理学指标		叶枯唑	0.5mg/L
锑	0.005mg/L	百菌清	0.01mg/L
钡	0.7mg/L	滴滴涕	0.001mg/L
铍	0.002mg/L	溴氰菊酯	0.02mg/L
硼	0.5mg/L	内吸磷	0.03mg/L（感官限值）
钼	0.07mg/L	乐果	0.08mg/L（感官限值）

续表

项　目	限值	项目	限　值
镍	0.02mg/L	2,4-滴	0.03mg/L
银	0.05mg/L	七氯	0.0004mg/L
铊	0.0001mg/L	七氯环氧化物	0.0002mg/L
二氯甲烷	0.02mg/L	六氯苯	0.001mg/L
1,2-二氯乙烷	0.03mg/L	六六六	0.005mg/L
1,1,1-三氯乙烷	2mg/L	林丹	0.002mg/L
氯乙烯	0.005mg/L	马拉硫磷	0.25mg/L（感官限值）
1,1-二氯乙烯	0.03mg/L	对硫磷	0.003mg/L（感官限值）
1,2-二氯乙烯	0.05mg/L	甲基对硫磷	0.02mg/L（感官限值）
三氯乙烯	0.07mg/L	五氯粉	0.009mg/L
四氯乙烯	0.04mg/L	亚氯酸盐	0.2mg/L（适用于二氧化氯消毒）
苯	0.01mg/L	一氯胺	3mg/L
甲苯	0.7mg/L	2,4,6-三氯粉	0.2mg/L
二甲苯	0.5mg/L	甲醛	0.9mg/L
乙苯	0.3mg/L	三卤甲烷[①]	该类化合物中每种化合物的实测浓度与其各自限值的比值之和不得超过1
苯乙烯	0.02mg/L	溴仿	0.1mg/L
苯并[α]芘	0.00001mg/L	二溴一氯甲烷	0.1mg/L

续表

项　　目	限值	项目	限　　值
氯苯	0.3mg/L	一溴二氯甲烷	0.06mg/L
1，2-二氯苯	1mg/L	二氯乙酸	0.05mg/L
1，4-二氯苯	0.3mg/L	三氯乙酸	0.1mg/L
三氯苯（总量）	0.02mg/L	三氯乙醛（水合氯醛）	0.01mg/L
邻苯二甲酸二（2-乙基己基）酯	0.008mg/L	氯化氰（以 CN^- 计）	0.07mg/L
丙烯酰胺	0.0005mg/L		
六氯丁二烯	0.0006mg/L		

① 三卤甲烷包括氯仿、溴仿、二溴一氯甲烷和一溴二氯甲烷共四种化合物。

附录B 生活饮用水水质处理器卫生安全与功能评价规范
——一般水质处理器（2001）

1. 范围

本规范规定了生活饮用水水质处理器的定义，与水接触材料的卫生要求，卫生安全性与功能性试验及出水水质要求。

本规范适用于以市政自来水或其他集中式供水为水源的家庭和集团用生活饮用水水质处理器。生产纯水的生活饮用水水质处理器另做规定。

2. 引用资料

《生活饮用水水质卫生规范》（2000）

《生活饮用水检验方法规范》（2000）

《生活饮用水输配水设备及防护材料卫生安全评价规范》（2000）

《活性炭净水器》（CJ3023—1993）

3. 定义

3.1 生活饮用水水质处理器 以市政自来水或其他集中式供水为原水，经过进一步处理，旨在改善饮水水质，去除水中某些有害物质为目的饮用水水质处理器。

4. 生活饮用水水质处理器与水接触材料卫生要求

4.1 生活饮用水水质处理器所用材料必须按照本规范

要求进行检验和鉴定，符合要求的产品方可使用。

4.2 用于组装生活饮用水水质处理器的材料和直接与饮水接触的成型部件及过滤材料，应按照卫生部《水质处理器中与水接触的材料卫生安全证明文件的规定》提供卫生安全证明文件，否则必须进行浸泡试验。

4.2.1 生活饮用水水质处理器所用材料浸泡试验步骤、浸泡水配制方法和检验结果的评价方法参照《生活饮用水输配水设备及防护材料卫生安全评价规范》（2000）进行。

4.2.2 生活饮用水水质处理器所用膜组件及其他可能被活性氯损坏的样品则用纯水做浸泡试验。

5. 生活饮用水水质处理器的卫生安全试验

生活饮用水水质处理器卫生安全性试验采用整机浸泡试验方法。整机浸泡试验方法是按说明书要求，先用纯水注入处理器冲洗，然后注入纯水于室温浸泡24小时，测定浸泡水。浸泡后水与原纯水比较，增加量不得超过表1至表5中所列限值。检验水样的采集步骤按《卫生部涉及饮用水卫生安全产品检验规定》进行。

5.1 感官性状要求（见表1）

感官性状要求 表1

项 目	卫生要求	项 目	卫生要求
色 度	增加量≤5度	臭和味	无异臭和异味
浑浊度	增加量≤0.5度（NTU）	肉眼可见物	不产生任何肉眼可见的碎片杂物等

5.2 一般化学指标要求（见表2）

一般化学指标要求 表2

项　目	卫生要求
耗氧量	增加量≤2（以 O_2 计，mg/L）

5.3 毒理学指标要求（见表3）：

毒理学指标要求 表3

项　目	卫生要求	项　目	卫生要求
铅	增加量≤0.001mg/L	铬（六价）	增加量≤0.005mg/L
镉	增加量≤0.0005mg/L	砷	增加量≤0.005mg/L
汞	增加量≤0.0002mg/L	酚	增加量≤0.002mg/L

5.4 微生物指标要求（见表4）：

微生物指标要求 表4

项　目	卫生要求	项　目	卫生要求
细菌总数	≤100CFU/ml	粪大肠菌群	每100ml 水样不得检出
总大肠菌群	每100ml 水样不得检出		

5.5 其他指标 若处理器内含有载银活性炭、碘树脂等消毒部分，要求其他相关指标（见表5）：

银活性炭、碘树脂等其他指标要求 表5

项　目	卫生要求	项　目	卫生要求
银	≤0.05mg/L	其他	不得超过《生活饮用水水质卫生规范》（2000）的要求
碘	不得使水有异味		

6. 功能试验

6.1 生活饮用水水质处理器的出水水质均应符合《生活饮用水水质卫生规范》(2000) 的要求。

6.2 以活性炭为主要过滤材料者,在额定总净水量达到前,应保持申报的流量并在任一次检测中,耗氧量的去除率应≥25%,感官指标有明显改善。

6.3 膜过滤、分子筛、陶瓷等过滤器,在额定总净水量内应保持申报的流量并达到申报的净化处理效率。

6.4 去除特殊成分的饮用水水质处理器(除氟、除砷、软化水器等)在额定总净水量内应保持申报的流量,并须达到申报的去除功能。

6.5 如生活饮用水水质处理器中含有载银活性炭、碘树脂等消毒部件,则通过处理器的出水中,在额定总净水量范围内的任何阶段,应有明显消毒作用。

6.6 多种单元或过滤材料组合的生活饮用水水质处理器 当生活饮用水水质处理器中含有多种单元或过滤材料,则功能试验应为各部分功能的和。

7. 大型生活饮用水水质处理器

大型生活饮用水水质处理器的功能试验方法参照《卫生部涉及饮用水卫生安全产品检验规定》进行。

8. 检验方法:按《生活饮用水检验方法规范》(2000) 进行检验。

9. 本规范由卫生部负责解释。

10. 本规范自二〇〇一年四月一日起施行。

附录 C 生活饮用水水质处理器卫生安全与功能评价规范
——矿化水器（2001）

1. 范围

本规范规定了生活饮用水矿化水器的定义，与水接触材料的卫生要求，卫生安全性与功能性试验及出水水质要求。

本规范适用于以市政自来水或其他集中式供水为水源的家庭和集团用生活饮用水矿化水器。

2. 引用资料

《生活饮用水水质卫生规范》（2000）

《生活饮用水检验方法规范》（2000）

《生活饮用水输配水设备及防护材料卫生安全评价规范》（2000）

《饮用天然矿泉水》（GB 8537—1995）

《饮用天然矿泉水检验方法》（GB/T 8538—1995）

《人工矿泉水器》（QB 1979—1994）

3. 定义

3.1 矿化水器 以市政自来水或其他集中式供水为原水，经过进一步处理，旨在改善饮水水质，增加水中某种对人体有益成分为目的的饮用水水质处理器。

4. 矿化水器与水接触材料卫生要求

4.1 矿化水器所用材料必须按照本规范要求进行检验和鉴定，符合要求的产品方可使用。

4.2 用于组装矿化水器的材料和直接与饮水接触的成型部件及过滤材料,按照卫生部《水质处理器中与水接触的材料卫生安全证明文件的规定》提供卫生安全证明文件,否则必须进行浸泡试验。

矿化水器所用材料浸泡试验步骤、浸泡水配制方法和检验结果的评价方法参照《生活饮用水输配水设备及防护材料卫生安全评价规范》(2000)进行。

5. 矿化水器的卫生安全试验

矿化水器卫生安全性试验采用整机浸泡试验方法. 先用纯水注入矿化水器中冲洗,然后用纯水于室温浸泡24小时,测定浸泡水. 浸泡后水与原纯水比较,增加量不得超过表1至表5中所列限值. 检验水样的采集步骤按《卫生部涉及饮用水卫生安全产品检验规定》进行。

5.1 感官性状要求(见表1)

感官性状要求 表1

项 目	卫生要求	项 目	卫生要求
色度	增加量≤5度	臭和味	无异臭和异味
浑浊度	增加量≤0.5度(NTU)	肉眼可见物	不产生任何肉眼可见的碎片杂物等

5.2 一般化学指标要求(见表2)

一般化学指标要求 表2

项 目	卫生要求
耗氧量	增加量≤2(以O_2计,mg/L)

5.3 毒理学指标要求（见表3）

毒理学指标要求　　　　　　　　　　表3

项　目	卫生要求	项　目	卫生要求
铅	增加量≤0.001mg/L	铬（六价）	增加量≤0.005mg/L
镉	增加量≤0.0005mg/L	砷	增加量≤0.005mg/L
汞	增加量≤0.0002mg/L	酚	增加量≤0.002mg/L

5.4 微生物指标要求（见表4）

微生物指标要求　　　　　　　　　　表4

项　目	卫生要求	项　目	卫生要求
细菌总数	≤100CFU/ml	粪大肠菌群	每100ml水样不得检出
总大肠菌群	每100ml水样不得检出		

5.5 放射性指标要求（见表5）

放射性指标要求　　　　　　　　　　表5

项　目	卫生要求
总α放射性	不得增加（不超过测量偏差的3个标准差）
总β放射性	不得增加（不超过测量偏差的3个标准差）

5.6 申请的矿化项目的溶出浓度不得大于《饮用天然矿泉水》（GB 8537—1995）规定的限量值。

6. 功能试验

6.1 矿化水器的出水水质应符合《生活饮用水水质卫

生规范》(2000) 的要求。

6.2　在额定总产水量内,任何一次检测,矿化水器出水中的矿物质和微量元素浓度有一项以上须符合《饮用天然矿泉水》(GB 8537—1995) 标准的界限值。

6.3　多种单元或过滤材料组合的矿化水器,功能试验应为各部分功能的和。

7. 检验方法：按《生活饮用水检验方法规范》(2000) 和《饮用天然矿泉水检验方法》(GB/T 8538—1995) 的方法进行检验。

8. 本规范由卫生部负责解释。

9. 本规范自二〇〇一年四月一日起施行。

附录 D 生活饮用水水质处理器卫生安全与功能评价规范
——反渗透处理装置（2001）

1. 范围

本规范规定了生活饮用水反渗透处理装置的定义，与水接触材料的卫生要求，卫生安全性与功能性试验，净化处理效率和出水水质要求。

本规范适用于以市政自来水或其他集中式供水为水源的家庭和集团反渗透饮水处理装置．其他各类生产纯水饮用水水质处理器参照本规范执行。

2. 引用资料

《生活饮用水水质卫生规范》（2000）、《生活饮用水检验方法规范》（2000）、《瓶装饮用纯净水》（GB 17323—1998）、《瓶装饮用纯净水卫生标准》（GB 17324—1998）、反渗透饮水处理装置（ANSI/NSF 58—1996）美国国家标准/全国卫生基金委员会国际标准。

3. 定义

反渗透处理装置：以市政自来水或其他集中式供水为原水，采用反渗透技术净水，旨在去除水中有害物质，获得作为饮水的纯水处理装置。

4. 反渗透处理装置与水接触材料卫生要求

4.1 反渗透处理装置所用材料必须按照本规范要求进行检验和鉴定，符合要求的产品方可使用。

4.2 用于组装反渗透处理装置的材料和直接与饮水接触的成型部件及过滤材料,按照卫生部《水质处理器中与水接触材料卫生安全证明文件的规定》提供卫生安全证明文件,否则必须进行浸泡试验。

反渗透处理装置所用材料浸泡试验步骤、浸泡水配制方法和检验结果的评价方法参照《生活饮用水输配水设备及防护材料卫生安全评价规范》(2000)进行。

5 反渗透处理装置的卫生安全试验

反渗透处理装置卫生安全性试验采用整机浸泡试验方法。先用纯水注入反渗透处理装置中冲洗,然后用纯水于室温浸泡24小时,测定浸泡水。浸泡后水与原纯水比较,增加量不得超过表1至表5中所列限值。检验水样的采集步骤按《卫生部涉及饮用水卫生安全产品检验规定》进行。

5.1 感官性状要求(见表1)

感官性状要求　　　　　　　　表1

项　目	卫生要求	项　目	卫生要求
色度	增加量≤5度	臭和味	无异臭和异味
浑浊度	增加量≤0.5度(NTU)	肉眼可见物	不产生任何肉眼可见的碎片杂物等

5.2 一般化学指标要求(见表2)

一般化学指标要求　　　　　　表2

项　目	卫生要求
耗氧量	增加量≤2(以O_2计,mg/L)

5.3 毒理学指标要求（见表3）

毒理学指标要求　　　　　　　　　　　　　　　表3

项 目	卫生要求	项 目	卫生要求
铅	增加量≤0.001mg/L	铬（六价）	增加量≤0.005mg/L
镉	增加量≤0.0005mg/L	砷	增加量≤0.005mg/L
汞	增加量≤0.0002mg/L	酚	增加量≤0.002mg/L

5.4 微生物指标要求（见表4）

微生物指标要求　　　　　　　　　　　　　　　表4

项 目	卫生要求	项 目	卫生要求
细菌总数	≤100CFU/ml	粪大肠菌群	每100ml水样不得检出
总大肠菌群	每100ml水样不得检出		

5.5 无机物质去除效率

无机物质去除效率　　　　　　　　　　　　　　表5

项 目	起始浓度（mg/L）	去除率/%	项 目	起始浓度（mg/L）	去除率/%
砷（As^{3+}）	0.30	≥83	氟化物	8.0	≥75
镉	0.03	≥83	铅	0.15	≥90
铬（六价）	0.15	≥67	硝酸盐氮	30.0	≥67

6. 净化处理效率：反渗透处理装置的净化处理效率应符合以下要求。

6.1 一般指标和无机物质在应用压力下的净化效率应符合表5要求。

6.2 挥发性有机物的净化效率应符合表6要求。

6.3 通过反渗透饮水处理装置的出水应符合表7要求。

6.4 除上表所列指标外,其他项目均不得超过《生活饮用水水质卫生规范》(2000)中所列的限值。

挥发性有机物的去除效率 表6

指　　标	起始浓度(mg/L)	去除率/%
四氯化碳	78	≥98
三氯甲烷	300	≥95

出水水质卫生要求 表7

指　　标	限　值	指　　标	限　值
色度	5度	挥发酚类(以苯酚计)	0.002mg/L
浑浊度	1度(NTU)	耗氧量	1.0mg/L
臭和味	不得有能觉察的臭和味	三氯甲烷	15μg/L
肉眼可见物	不得含有	四氯化碳	1.8μg/L
pH值	高于5.0	细菌总数	20CFU/ml
铅	0.01mg/L	总大肠菌群	每100ml水样不得检出
砷	0.01mg/L	粪大肠菌群	每100ml水样不得检出

7. 大型生活饮用水水质处理器 大型生活饮用水水质处理器的功能试验方法参照《卫生部涉及饮用水卫生安全产品检验规定》进行。

8. 检验方法

按照《生活饮用水检验方法规范》(2000)执行检验项目选择和样品处理参阅《卫生部涉及饮用水卫生安全产品检验规定》。

9. 本规范由卫生部负责解释。

10. 本规范自二〇〇一年四月一日起施行。

附录 E　饮用净水水质标准
（CJ 94—1999）

1. 范围：本标准规定了饮用净水的水质标准见表 1。

本标准适用于以自来水或符合生活饮用水源水标准的水源经深度净化的可直接饮用的管道供水和罐装水。

2. 引用标准：下列标准包含的条文，通过在本标准中引用而构成为本标准的条文，所示版本均为有效。所有标准都会被修订，使用本标准的各方应探讨使用下列标准新版本的可能性。

本标准编写引用参照了如下有关标准

《生活饮用水水质标准》（GB 5749—1985）

《生活饮用水标准检验法》（GB 5750—1985）

《地面水环境质量标准》（GB 3838—1988）

《饮用天然矿泉水》（GB 8537—1995）

《饮用天然矿泉水检验方法》（GB/T 8538—1995）

《活性炭净水器》（CJ 3023）

3. 水质标准：饮用净水水质不应超过表中规定的限值。

表 1

饮用净水水质标准

项目		限值	项目		限值
感官性状	色	5度	理化指标	硝酸盐（以氮计）	10mg/L
	浑浊度	1NTU		砷	0.01mg/L
	臭和味	无		硒	0.01mg/L
	肉眼可见物	无		汞	0.001mg/L
	pH值	6.0~8.5		镉	0.01mg/L
	硬度（以碳酸钙计）	300mg/L		铬（六价）	0.05mg/L
	铁	0.20mg/L		铅	0.01mg/L
	锰	0.05mg/L		银	0.05mg/L
	铜	1.0mg/L		氯仿	30μg/L
	锌	1.0mg/L		四氯化碳	2μg/L
	铝	0.2mg/L		滴滴涕（DDT）	0.5μg/L
一般化学指标	挥发酚类（以苯酚计）	0.002mg/L		六六六	2.5μg/L
	阴离子合成洗涤剂	0.20mg/L		苯并[α]芘	0.01μg/L
	硫酸盐	100mg/L	微生物指标	细菌总数	50CFU/ml
	氯化物	100mg/L		总大肠菌群	0CFU/100ml
	溶解性总固体	500mg/L		粪类大肠菌群	0CFU/100ml
	高锰酸钾消耗量（COD$_{Mn}$，以氧计）	2mg/L		游离余氯（管网末梢水）（如用其他消毒法可不列入）	不少于0.05mg/L
	总有机碳（TOC）①	4mg/L			
理化指标	氟化物	1.0mg/L	放射性指标	总α放射性	0.1Bq/L
	氰化物	0.05mg/L		总β放射性	1Bq/L

注：①试行

主要参考文献

1. 程建等. 村镇建筑手册. 北京: 中国建筑工业出版社, 1993
2. 高俊发主编. 水环境工程学. 北京: 化学工业出版社, 2003
3. 鄂学礼主编. 饮用水深度净化水与水质处理器. 北京: 化学工业出版社, 2004
4. 秦钰慧主编. 饮用水卫生与处理技术. 北京: 化学工业出版社, 2005
5. 北京市城市节约用水办公室. 生活用水器具与节约用水. 北京: 中国建筑工业出版社, 2004
6. 王占忠等著. 生命之水 纵谈水资源. 北京: 中国环境科学出版社, 2004
7. 马耀光、马柏林主编. 废水的农业资源化利用. 北京: 化学工业出版社, 2002